隠された携帯基地局公害

九州携帯電話中継塔裁判の記録

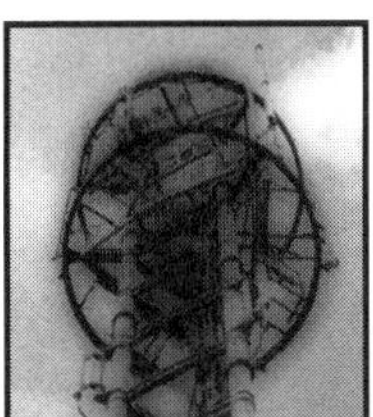

九州中継塔裁判の記録編集委員会 編著

緑風出版

携帯電話中継塔裁判九州位置図

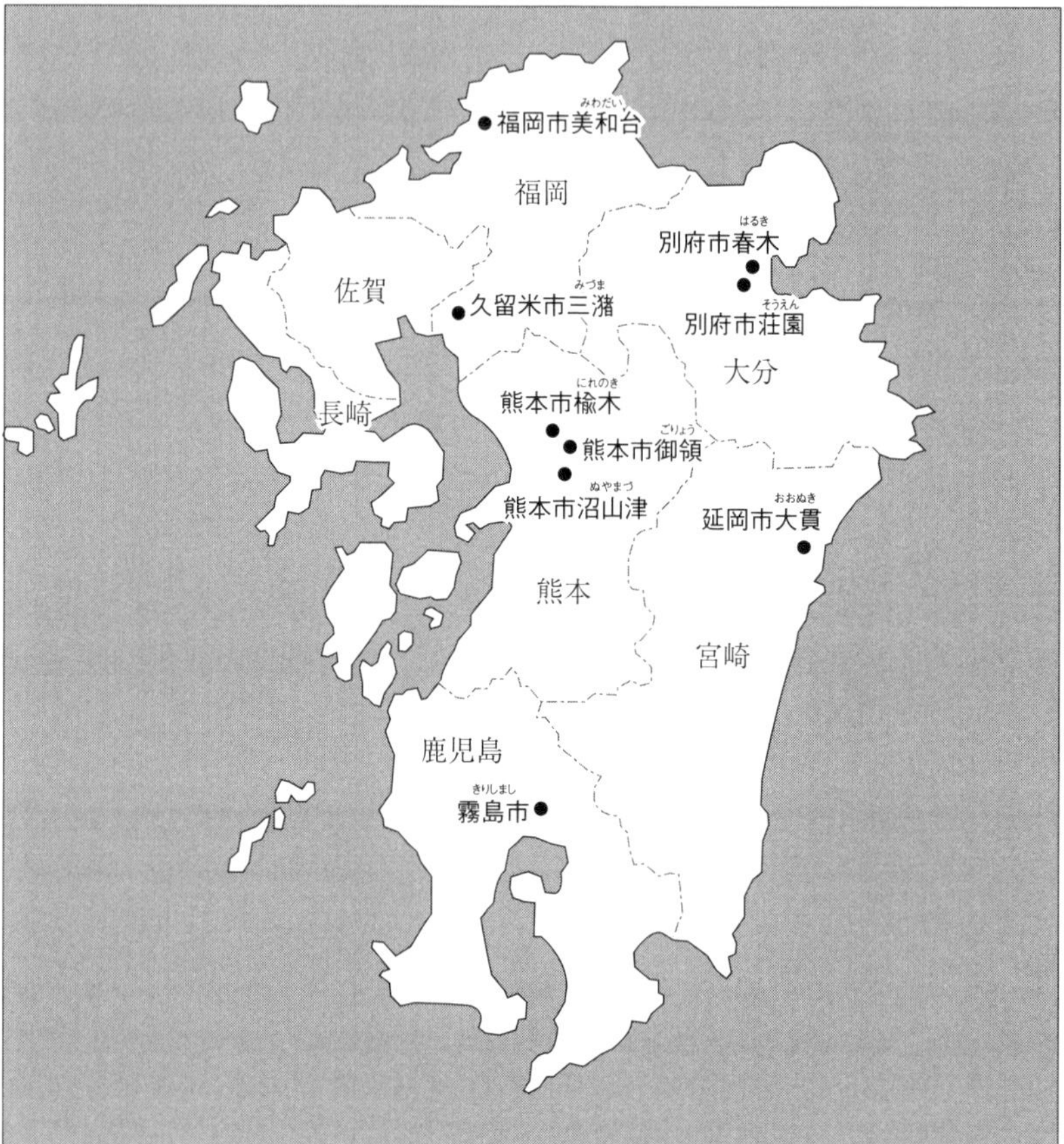

目　次

隠された携帯基地局公害

第二部　九州中継塔訴訟／訴訟別報告

発刊にあたって——安全神話をゆるさない——

弁護士　馬奈木昭雄

三・一一福島原発事故後、マスコミでは一斉に「安全神話の崩壊」という文字が躍りました。同様にまったくの「想定外」という言葉も飛びかいました。

しかし、私たち公害問題に取り組んできた弁護士（とりわけ水俣病訴訟）にとっては、「想定外」でもなんでもなく、まったくかつて見た光景そのものでした。「安全神話」は、原発をめぐって初めてふりまかれたものではありません。水俣病をはじめとして、これまで重大な被害を発生させてきた公害被害は、全て例外なくと言っても過言ではないほど「安全神話」にまみれていました。重大事故が発生すると「まったく予想外のことが生じた」と言い放ち、被害をできる限り否定し、隠しこみ、発生原因をごまかし、原因究明を妨害してきました。

「安全神話」は、国と加害企業が不当に利潤を求め、金儲けを続けるために必須の「ごまかしのテクニック」なのです。そして被害発生の事実をごまかす方法として、「ただちに健康に影響はない」などと、「専門家」と称する御用学者が平然と言い放ちます。

俵万智さんは、住んでいた仙台で福島原発事故に会い、当時七歳の子を連れて石垣島に移住したそうです。

子を連れて西へ西へと逃げてゆく愚かな母と言うならば言え

まだ恋を知らぬ我が子と思う時「直ちには」とは意味なき言葉

まさに「ただちに健康に影響はない」などという発言の犯罪性を鋭くついています。

私は三潴《みづま》訴訟の意見陳述において、次のとおり指摘しました。「裁判官は原告らの居住地で生活する勇気がありますか。家族、わが子、わが孫を住まわせますか」。国や企業は、健康への危険性は確立されていないと主張しますが「原告は人体実験のモルモットではないのです」と。原告たちは家族と共に「移住」することなどできないのです。

水俣病、カネミ油症、予防接種禍、じん肺。これらはいずれも「国の基準は守っている、基準に従えば安全だ」という主張のもとで起きました。国の基準とはそもそも企業の利益を守ることを優先する甘いもので「安全が証明された基準」ではなかった。被害が発生してからでは遅いのです。「未然に防止しなければ真の救済はない」。水俣病第一次訴訟判決は四十年前にそう言っています。

それでも私たちは、地裁、高裁と敗訴しました。同様に中継基地局の操業停止と移転を求めたフランスの裁判では一審、さらにベルサイユ控訴審判決も住民の訴えを認めています。「企業が法令で定められた電磁波基準値より下回る基準を設定する努力を尽くしていない」「中継塔を居住地から遠ざける努力をしていない」。つまり「国の基準を守っている」という企業の主張は責任を免れる理由にはならないという判断。さらに「今や危険防止対策を取る必要性を認める十分な科学的知見がある」と宣言したのです。

この「科学的知見」の中心は、電磁波による健康被害を示す世界各国の研究結果と、それらをまとめた「バイオイニシアティブ報告」の内容です。

今回の福島原発事故により、電磁波による健康被害と本質的には同様の被害が、より重大な問題として生じていることが明らかになった、と考えています。日本政府が被害を否定しているテクニックも同様です。

私たちは水俣病をはじめとした、これまで各地で発生してきた健康被害の被害救済と、今後の被害発生防止の公害のたたかいに学ぶとともに、さらにそのたたかいを進める人々と一緒になって、国の対応、政策を変更させ、水俣病をはじめとする公害被害と共に、電磁波被害、原発被害を防止するたたかいに勝利することが、今切実に求められていると思います。そのたたかいを、全国の心あるみなさんと一緒になって全力を挙げてたたかい抜き、必ず勝利するために今後ますます取り組みを強化していきたいと願っています。

蒔かれた種の実ることを祈って

荻野晃也

携帯電話は驚くべきスピードで広がってきています。日本での普及率は一〇〇%を超え、世界中での契約台数が今や五〇億台を突破したという事実に暗澹たる思いになっています。携帯電話は携帯基地局なしには使用できないのですが、多くの人は自分の使用している携帯電話とつながっている基地局タワーがどこにあるのかも知らないのです。そして、そのタワーからは強い電磁波が放射されていることに思いをめぐらす人も少ないのです。そのような状況の時に、九州の方々は携帯電話の命ともいえる基地局の建設に疑問を投げかけられたのでした。それまでにも、日本の各地で基地局の建設に反対された方々がおいででしたが、広範囲の地域の方々が一体となって反対をなさったのは、私の知る限りでは九州が最初だったのではないでしょうか?

日本ではメディアが報じない限りは、「安全だ」ということになってしまいます。最近になってようやく「原子力ムラ」とよく似た「電磁波ムラ」の存在が知られるようになりましたが、それでもまだ広く知られているわけではありません。電磁波問題が欧米で大問題になっているというのに、この日本ではあいも変わらず送電線下には多くの人々が住み、街中には基地局を数多く見ることができます。そのような光景に危機感を募らせていた時に、熊本の人たちが中心になって、「中継塔問題を考える九州ネットワーク」（以下「九州ネット」）を結成されて、活発に危険性の宣伝や裁判支援をされ始めたのでした。

一九九三年五月、リニア問題に取り組む「ストップリニア東京連絡会」などが中心になり、甲府市で「電磁波公害追放―　高圧線問題全国ネットワーク」が結成されました。その時に講師として呼ばれた私でしたが、その頃ではまだ携帯電話の問題には取り組んではいなかったのです。科学雑誌「技術と人間」誌の一九九四年一・二月号から「電磁波公害物語」の連載をする中で、ようやく携帯電話を含む高周波電磁波の危険性をも取り上げ始めたのです。そして、高圧線問題全国連絡会が中心になり、二〇〇二年五月には「電磁波問題国際フォーラム・イン東京」が開催され、チェリー博士（ニュージランド）やシャリタ博士（イスラエル）などの世界的に著名な科学者から、携帯電話・電磁波の危険性をも学んだのでした。チェリー博士は、電磁波問題でも特に携帯電話・電磁波に危機感を持っておられ、病身であるにもかかわらず、はるばると日本までおいでになったのでした。その後、九州ネットの方々は、チェリー博士を熊本の法廷で証言して頂けるように交渉をなされたのですが、残念なことに、チェリー博士は病気の為に証言はできず、代わりに「意見書を提出しましょう」ということになったのです。そして二〇〇二年一〇月には詳しい「意見書」が送られてきたのでした。九州ネットの方々は総力を上げて翻訳に取り組まれましたが、その半年後の二〇〇三年五月二四日にチェリー博士は五七歳の若さでお亡くなりになりました。このチェリー博士の「遺言」ともいえる「意見書」は、お亡くなりになった数週間後に「意見書」として法廷へ提出され、更に「携帯電話タワー周辺に及ぼす…電磁波の健康影響～中継基地局裁判に対する意見書」と題する本が二〇〇五年八月に出版されたのです。このような本を「九州ネット」の方々が成し遂げたことは、とても素晴らしいことだと私は心から感心したのでした。本来は学者や学会などが問題にすべき仕事なのですが、残念ながらこの日本にはそのような研究者は殆どいなかったのです。その本の「はじめに…チェリー博士を偲んで」の最後に『苦しい闘いがどれほど続こうが、最後は真実が勝利するのです。この「意見書」に書かれていますように、電磁波は決して安全ではありません。この「意見書」が電磁波問題に悩む多くの人々に読まれ続けることを期待したいと思います』と私は書いたのでした。

一九九〇年代の後半から、熊本県の沼山津や御領、そして福岡県の三瀦などの九州各地での反対運動や裁判闘争が激しく闘われ続けてきたのですが、司法の厚い壁に阻まれてしまいました。特に私が驚いたのは、あれだけ苦労しながら調査を行なった御領基地局周辺の「疫学調査結果」に対する裁判所の判決でした。「住民側の行なったような調査は信用できない」という主旨の判決文を読んで、私は激しい怒りを感じたのでした。私たちが、「疫学研究をして欲しい」とどれだけ国・企業などに要望し続けていたかわかりません。そのような願いに応えようとしない現状に、ついに立ちあがって自ら研究調査を行なった住民の方々の苦労にも何ら応えようともしない「判決の冷たさ」に接して、私は「最初から携帯会社や国に加担するような判決である」と思ったのでした。それでも、最近の研究状況を見ると、九州ネットが活動を開始した時に比べて多くの研究論文が電磁波の危険性を示し始めていますし、欧州諸国では日本の基準に比べて圧倒的に低い基準値を採択する国々も現れています。そして、日本の各地で携帯電話基地局の建設反対や、すでに建設されている基地局の撤去も行なわれ始めています。その中心的な役割を果たしてきたのが、この九州ネットを中心とする九州の方々だったように思います。本当に、住民の方々や弁護士さんたちもよく勉強なさったと私はとても感心しています。それに比べると、裁判官たちは真剣に勉強をしていたとは私には全く思えません。最初から「国の決めていることに間違いはない」というのであれば、裁判の意味がなくなってしまうのではないでしょうか？　基地局建設で金を儲けるのは携帯電話会社であり、周辺住民は被害しか受けないのですから、あまりにも不平等ではないでしょうか。これだけ危険性を示す研究が多いのですから、勉強すればするほど「不安になるのが当然」です。手放しで新技術を歓迎する大企業や国の方針が間違っていたことを明白に示したのが「福島原発事故」だったといえるのではないでしょうか？

二〇一〇年一二月、私は「東京スカパー訴訟」で東京地裁へ「意見書」を提出しましたが、その中で、私が京都新聞に執筆した記事のことも書きました。私が「伊方原発訴訟」で「原告側の特別補佐人」となり、今から三七年前の一九七六年に「地震の危険性」の証人にもなったこと、中越沖地震で被害を受けた東京電力・柏崎原発の状況から考えても「地震国である日本は早急に原発から撤退すべき」ことなどをも紹介したのでした。それは、電磁波問題も同じような科学技術上の危険性を持っていることを示したかったからでした。

九州での多くの携帯電話・基地局訴訟で私は「電磁波の危険性」に関する証人になりました。そして思うのですが、「今から三七年後に（伊方訴訟での私の証言と同じように）電磁波の危険性が事実で明らかになるようでは困る」のです。そのことを予想すると私は「身震い」するような思いにとらわれるとともに、「一粒の麦、地に落ちて死なずば……」の聖書の言葉をも思い出すのです。多くの裁判に負けてきていますが、九州での訴訟に関わられた多くの方々は、間違いなく「麦のタネ」を蒔かれたのだと思います。そして、三七年も後での「悲しい実り？」を得るのではなく、早急に「豊かな実り」を得たいものだと願わざるを得ません。その為にも、この本に書かれている皆さんの苦しい闘いや長かった訴訟の経験が、日本中で携帯電話基地局の建設に反対しておられる人々のバイブルになり、必ずや多くの人々の希望につながることを私は信じています。そのように思いつつ、このような本を出版される決心をなさった方々に深い感謝の念を表したいと思います。

第一部　訴訟の契機と背景、その経緯

九州中継塔裁判の記録編集委員会

第一章　訴訟の契機とその背景

はじめに／ことの始まり

(1)　熊本県内で大きな反対運動が起こった

一九九六年の九州セルラー鉄塔建設反対運動

一九九六年、この年は電磁波の健康影響への懸念が広がり、世界保健機関（ＷＨＯ）に電磁界プロジェクトが設置された年だった。携帯電話基地局もその電磁波発生源の一つとして懸念に含まれていた。

この年に、熊本では当時の九州セルラー電話株式会社（以下「セルラー」と略す、現ＫＤＤＩ株式会社）が県内各地で基地局建設を一斉に進めていた。この中の五地区で大きな住民の反対運動が起きた。最初に反対運動が起きたのは、熊本市新大江地区の住民だった。この記事が新聞で大きく報道される中で、県内の山鹿市大宮地区、菊陽町ひばりヶ丘区、熊本市の沼山津《ぬやまづ》地区と御領《ごりょう》地区でも反対運動が起こった。

新大江地区のセルラー建設予定地は住宅地のど真ん中で、その予定地の隣が偶然にも電磁波問題の全国ネットワーク「ガウスネット」の会員だった。この会員の招きで、一九九六年一一月には荻野晃也先生（当時京都大学助手・現電磁波環境研究所所長）の講演会も開催された。各地区の住民は初めて電磁波問題を詳しく学ぶ機会を得て、反対運動は大きくなった。今の原発のように「危険の可能性がある建築物を住宅の近くに建てるな」という住民の当然の要求として住民の中に支持された。

反対運動の住民は「九州セルラー中継塔建設反対ネットワーク」をつくって、自治体や当時の九州電気通信監理局に陳情を行なった。ネットワークでは、熊本市内の繁華街を二回にわたって「携帯基地局を住宅地に建てるな！」と訴える三〇〇人規模のパレードも実施した。

三地区で一定の成果／二地区の長い反対運動のはじまり

県内の大きな反対運動は、山鹿市大宮地区では、議会と市長を動かし、市が仲介して基地局建設をストップさせた。菊陽町では、ひばりヶ丘区自治会が住民の建設反対の請願書を町議会に提出し、全会一致で採択され、町が代替え地の案を提示するなどの対応を取ったため、その後計画が頓挫した。但し、建設現場の土地をセルラーが購入していたため、引き続き監視活動が行なわれ運動は継続されていた。

また、熊本市内の新大江・沼山津・御領の三地区については、建築確認の認可の有無が明暗を分けた。新大江地区では発覚が早く、建築確認の申請前に地元での大きな反対運動が起こったため、計画を頓挫させた。

一方、沼山津と御領の二地区では、すでに市が建築確認を認可していたことから、セルラーは、これを根拠に基地局建設を通告してきた。このため、一〇km程しか離れていない沼山津と御領の二地区は長い反対運動を共に闘うことになった。

(2)　沼山津と御領、長期の反対運動のはじまり

沼山津地区の反対運動

沼山津地区は、近くを阿蘇山の麓を源とする秋津川が流れ、その一角にそれと交わるように注ぐ小川、阿蘇の伏流水が各所に浸み出て小川となった井筒川が住宅地の間を静かに流れている。そうした恵まれた環境を見込んで、次々と人が移り住み、それまで何の問題もなく平穏な日々を送ってきた。一九九六年九月、セルラーから周辺八軒に、「近いうちに工事に入る」との挨拶があった。現場は、住宅地の中に、たまたま残されていた小川沿いの竹藪を含む荒れ地で、ここに高さ四〇ｍもの巨大鉄塔が建てられることになった。

住民は新聞で報道されている新大江の住民に反対の理由を尋ね、自治会長や当時の地元市議会議員にも相談、取りあえず知らせる活動を開始した。有志による署名活動も開始した。また、一一月に新大江の住民（ガウスネット会員）を呼んで話を聞く会を計画していたとき、セルラーから住民に説明したいと自治会に連絡があり、当日はセルラーと新大江住民の両方の話を聞く集会と

なった。対立点が鮮明になって分かりやすい勉強会になり、出席住民全員が建設反対の意志を表示する結果となって、運動は大きく広がった。

一九九七年一月、秋津校区一町内自治会の臨時総会が開かれ、建設反対を決めて行動が開始された。三月に正式に自治会に「秋津校区一町内九州セルラー鉄塔反対期成会」が設置され、会長を中本淳子さんが引き受けた。

ねばり強いビデオ学習会が取り組まれる中、住宅密集地の東側に広がる畑地を代替え地（現在地から約五〇〇ｍ）として提供したいという申し出が地元農協からあり、この運動に理解のある地元の三藤省三弁護士に相談。七月に三藤弁護士・ほか住民一名が福岡のセルラー本社に出向き、直接その旨を申し入れた。しかし、八月になって自治会長宛に建設を開始する旨の最後通告が送られてきた。自治会は役員会を開催し、自治会として建設反対の意志を表明した。また、住民は、八月二二日、三藤弁護士を代理人として工事差し止めの仮処分を熊本地裁に申し立てた。この八月に近くの小楠公園（横井小楠のゆかりの地）で開かれた住民集会には約四〇〇人が集まった。

御領地区の反対運動

御領地域は、熊本市東部の住宅地であるが、以前は託麻村と称し農村地域だった。熊本市と合併して以降、中心街から三〇分位であることから住宅地として発展してきた。この地域は、地盤が軟弱でアパート等も三階までで、四階建て以上の建物はほとんど見られない地域だった。

このような地に、一九九六年一一月、突然、セルラーの地上四〇mの巨大鉄塔建設の通知文書が隣接住宅に配られた。この現場は、住宅地の真ん中で、人家に隣接していた。

住民の中に新大江地区の運動を知る人がいて自治会に要望し、セルラーに説明会を開かせた。その時のセルラー側の対応は「国の基準以下で安全」、「既に建築確認を取っているので工事を開始する」という工事通告の説明で、住民の質問にはまともに答えない一方的なものだった。

翌日、熊本市に確認する中で、セルラーは「説明を済ませ、特に反対をする人はいなかった」と虚偽の報告を行ない、建築確認を取得していたことが判明。その後の調査で、セルラーは事前に自治会長宅に挨拶を行なっていたことも分かった。

住民は基地局建設現場に隣接する工藤幸盛さんを会長に「託麻の環境を守る会」を発足させ、署名運動を開始した。署名は短期間に町内の九割を集めた。住民は行政〔熊本市及び九州電気通信監理局（現在の九州総合通信局）〕への要請行動も行なったが、具体的な対策は何ら取ってもらえなかった。

当時、御領地区周辺には近くに小高い山や山林も存在し、また、広い農地が残っていた。住民は移転を考えて三角恒弁護士に相談し、移転問題での調停申請を行なうこととなった。中立人を募ったら四八〇人も集まった。申し立て前日に工事現場前で開かれた決起集会には約四〇〇人が集まり、集会後、町内をデモ行進した。

一九九七年九月一日、御領住民は熊本簡易裁判所に調停申し立てを行なった。

沼山津・御領、セルラーを熊本地裁に提訴

(1) セルラーの暴力的工事はじまる

沼山津と御領が裁判闘争に踏み切る

御領地区と沼山津地区では住民の中に反対運動が広がったが、行政の対応は、市は「建築確認を認可している関係で何もできない」と、また、九州電気通信監理局（以下「監理局」と略す）は「電波発信の申請があれば受け付けざるを得ない」と、住民の要請に何ら応えてもらえなかった。このため、セルラーの工事強行に対し、沼山津住民は工事差し止めの仮処分申請で対抗し、御領住民は、移転を要求して調停に臨んだ。しかし、セルラーは当初から話し合いに応じる姿勢はなく、御領の調停は一九九八年三月には不調に終わった。

沼山津地区と御領地区のセルラー基地局の建設工事を請け負ったのは熊本市にある（株）増永組だった。工事は最初に御領地区から始まった。

セルラーは一九九八年六月に工事を強行しようとしたため、御領住民が抗議の座り込みを開始し、六月三日住民五一人で工事禁止を求めて仮処分申し立てを行なった。裁判所からセルラーに工事自粛勧告が出されたが、早朝四時に杭打ち機の強行搬入をするなど、工事の強行姿勢を変えず、セルラーが工事の一時中断を表明する一〇月まで丸四カ月間座り込みを貫いた。沼山津住民

がこれを支援した。

このような経緯から、沼山津地区と御領地区の二つの地区住民は相互に支援・激励しながら長期の裁判闘争をともに闘うことになる。

暴力的工事がはじまる

裁判所から工事自粛要請が出される中でセルラーの工事が始まった。

増永組の工事は、一九九九年二月に最初、御領地区から始まり、沼山津は四月から準備が始まり、鉄塔の基礎工事施工は六月頃からだった。両地区の工事は、ともに大勢のガードマンを投入し、地元住民を暴力的に排除しての工事だった。

▽御領での暴力的な強行工事

一九九九年一月一四日、熊本地裁は御領の鉄塔建築禁止仮処分を却下した。住民側は即時抗告したが、セルラーは二月一日から九州警備保障（株）のガードマンを大勢引き連れて工事を強行してきた。住民は座り込みを再開した。今回の工事では、多いときはガードマン四〇人と作業員二〇人の総勢六〇人で暴力的に住民を排除して工事を強行した。そのため住民の中にはけが人が続出した。

住民側は抗告中であり、福岡高裁からセルラーに工事自粛要請が出されたが聞く耳を持たず、セルラーは逆に住民を工事妨害禁止の仮処分で訴えてきた。

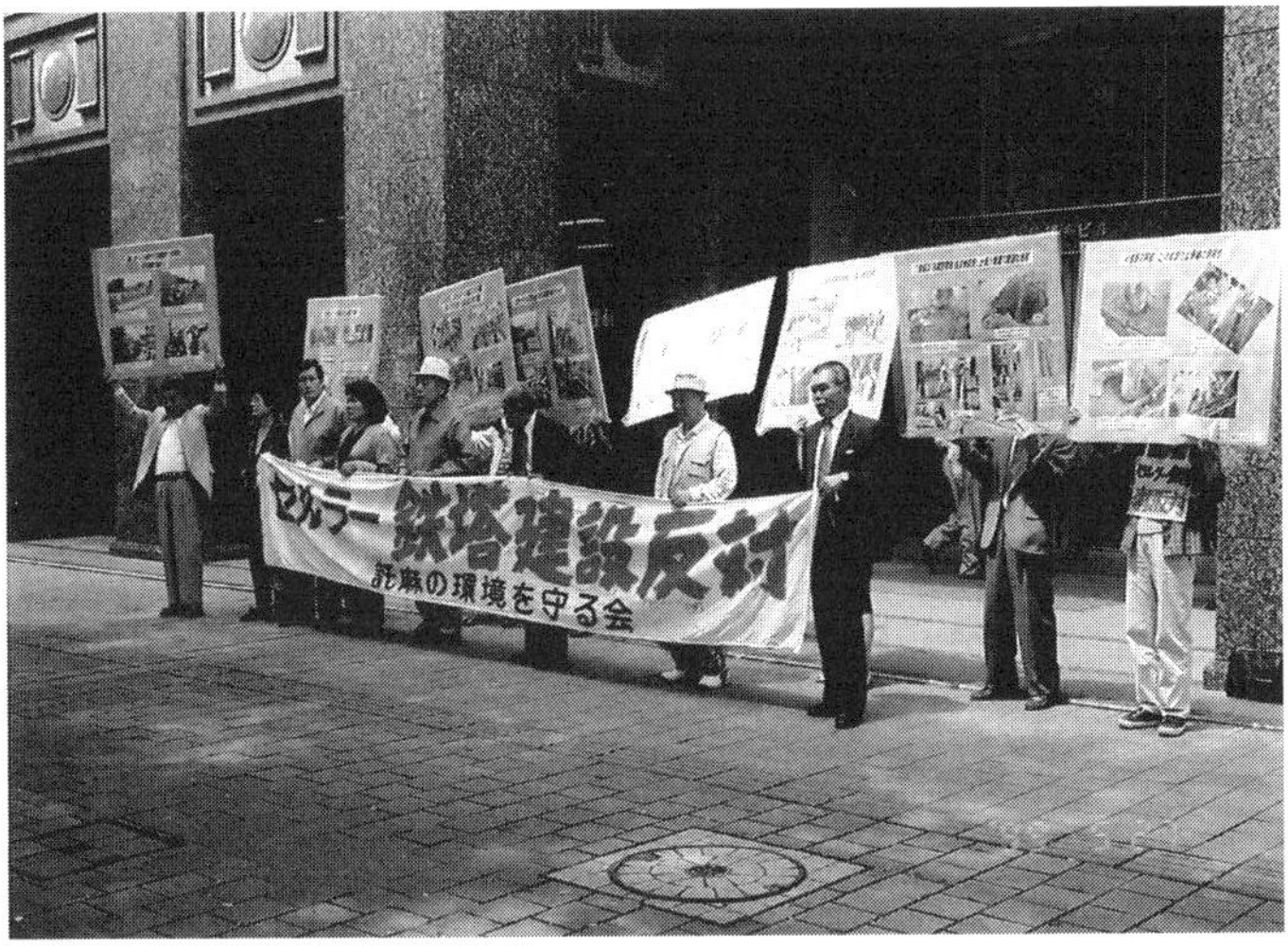

九州セルラー本社前での抗議活動（福岡市）

住民側は、セルラーの暴力的な工事現場の写真、施工過程で明らかになったずさんな工事（後述）現場の写真等をパネル一〇枚に貼って、これを持って福岡のセルラー九州本社への抗議交渉、博多駅前や熊本市内の各種集会でパネルを展示し、セルラーの横暴を世論に訴えて闘った。

鉄塔の基礎工事および局舎が完成してから、セルラーは工事妨害禁止の仮処分を取り下げた。このことから、工事を進めるための手段としての裁判所悪用であったことが明白となった。

▽御領でずさんな工事が発覚

御領住民は、基地局建設の基礎工事を請け負った増永組の乱暴な工事のやり方を見て、特に鉄塔周辺四〇m以内の住民には新たに鉄塔倒壊の具体的な不安が生じた。増永組の施工のやり方は、素人の住民が見ていても分かる以下のようなずさんな工事だった。

施工は、僅か直径六ｍの土地に長さ一七ｍの八本の杭を埋める工事である。最初の掘削は三〇分で掘り終えたが、なぜか杭を挿入せず、ドロドロの土で孔を埋め戻した。二番目の掘削では半日掛けても杭が入らず高止まり、杭を切断して捨杭にした。三番目の掘削では杭壁が崩落し、一九・五ｍも深掘し、杭の落下を防ぐため宙吊りにして一時間以上放置。四番目の掘削時には大きな陥没が起こり、作業員が右往左往。床掘りの際には、杭と地盤の間に隙間がいくつも見つかり、この隙間に作業員が一斉にスコップで土を入れるのが目撃された。この増永組の慌てふためく施工状況の全容を住民がビデオに記録した。

阿蘇火山研究の第一人者で、この地域の地盤の構造を熟知している松本幡郎《はたろう》先生（元熊本大学教授）によると、この地域の地盤は「託麻砂礫層」であり、特に御領地区付近は昔の川底で乱流堆積層をなした特異な地質で、増永組はこの事を全く把握していなかったようだとの指摘があった。

この基礎工事のほぼ全工程を記録したビデオを八本にまとめ、防災の専門家である村田重之先生（当時崇城大学教授）に見てもらい、鑑定を引き受けて頂いた。鑑定書には、八本のビデオ映像の工事場面を分秒単位で示す克明な解説メモが添付されていた。専門の防災の立場からずさんな施工を許せなかったのだと思う。

鑑定結果では、杭の周面摩擦抵抗力の不足から鉄塔倒壊の危険性が指摘され、この事実を裁判所に新たな争点として提出した。しかし一九九九年九月三〇日、福岡高裁は住民の抗告を棄却し

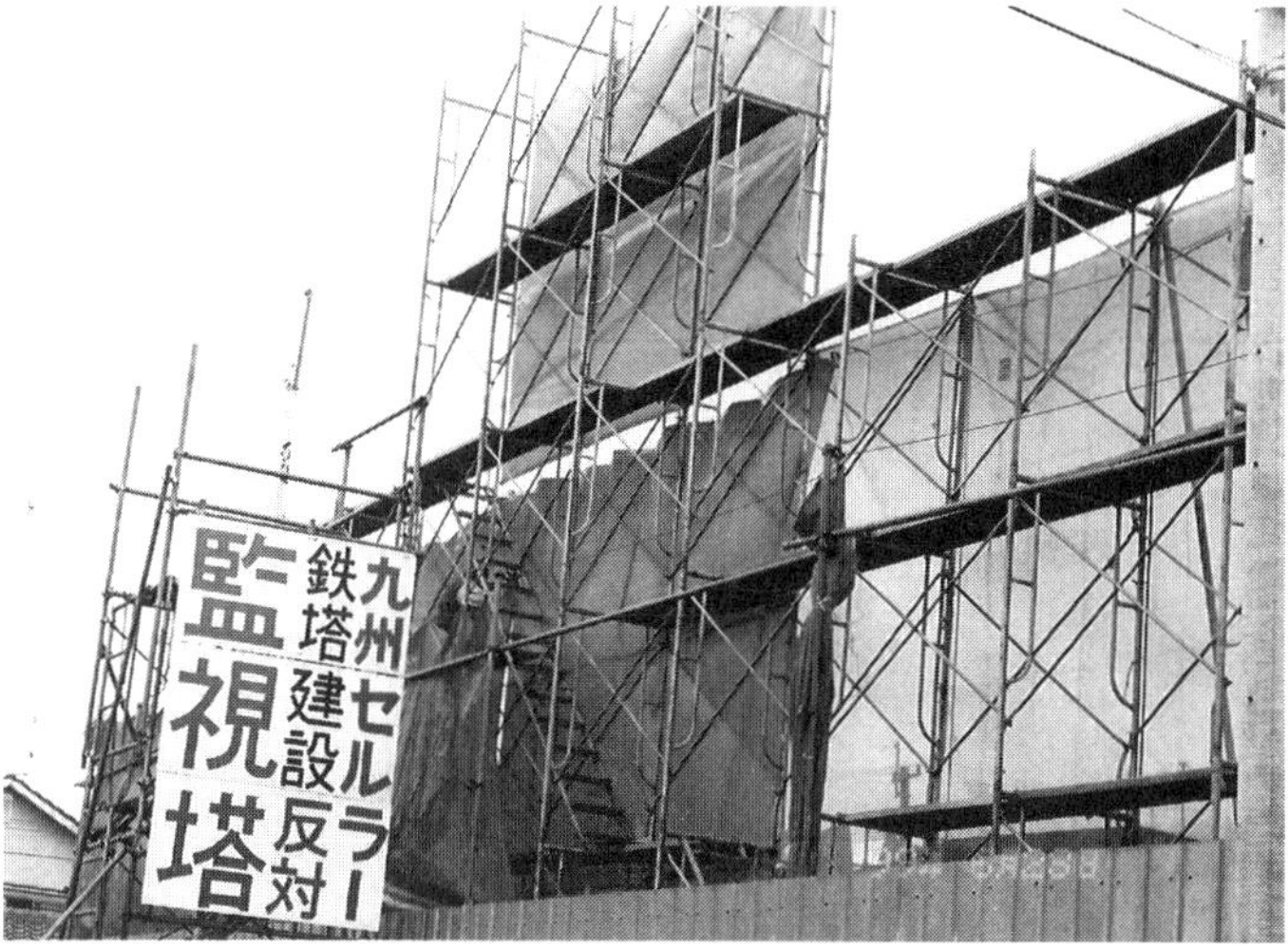

住民の監視塔に対し、セルラー側が巨大な目隠し（沼山津）

た。

セルラーは同年一二月九日、わずか二日間で基地局の鉄塔の組み立てを完了した。

▽沼山津ではブルーシートで隠して工事

御領の基礎工事が終わった一九九九年四月頃、沼山津は湧水もあり、当時でも井戸を使用している家々から水質汚染を理由に反対する声が強まった。このため、セルラーから観測井戸を掘りたい旨の申し出があった。住民は反対するが、三〇人のガードマンを引き連れて観測井戸の掘削を強行し、水質検査容器を配っていった。

住民は五月に沼山津住民の決意を広く熊本市民にアピールするため、「セルラー鉄塔反対」という文字を綴ったアドバルーンを揚げた。風が強いとき以外は工事期間中には揚げ続けた。

沼山津の建設現場に行く道は車が離合できない程の狭い道であり、住民はこの道路での監視体制を強め、工事車両の進入を阻止する構えだった。セルラーは六月八日早朝五時前に巨大な杭打ち機の搬入を強行してきた。住民の阻止行動も間に合わず、この日以降、住民はテント小屋を作って二四時間の監視体制に入った。施工を請け負った増永組は、大勢のガードマンを従えて、最初に資材の搬入、そして工事を開始したが、住民のねばり強い抵抗にあった。この増永組が御領地区でずさんな工事を行なってきたため、沼山津住民はこの経験から工事現場を一望できる隣接地に監視塔を設置し、監視カメラとビデオ録画装置も設置した。

増永組は、御領地区でのビデオ監視が相当こたえた模様で、この監視塔に対し、基礎工事の現場に足場を組み、毎朝とび職まで雇いブルーシートで目隠しし、夜はこれをたたみ、翌朝またとび職がシートで目隠しして工事を行なった。その日の工事終了時には現場をシートで覆う念の入れようである。特に床掘の段階には住民側に絶対に見えない南方向を除く三方向に足場を組み巨大な目隠しをつくり、工事が完了するまで目隠しを外さなかった。この地域住民敵視の態度が、更に沼山津住民の怒りを買った。

九月七日の早朝五時半頃、ガードマンと作業員四〇人での資材搬入を強行しようとし、暴力的に住民を排除しようとしたため、けが人まで出て救急車を呼ぶ事態となった。これ以降も住民の抵抗は大きく、工事は一一月までずれ込んだ。

住民は頑張ったが、一一月一〇日に鉄塔が組み立てられてしまった。

(2) 沼山津・御領、セルラーを熊本地裁に提訴

沼山津地区

期日は前後するが、沼山津の仮処分の福岡高裁での抗告審は、一九九九年三月三一日に棄却判決が出て敗訴した。ちょうど御領の基礎工事が終わり、鉄塔組み立ては残っていたが、セルラーは沼山津での工事準備を開始した。

これを察知し、沼山津住民は四月二二日に鉄塔工事禁止を求め熊本地裁に提訴した。

御領地区

一方、御領地区では、セルラーが同年一二月に基地局の鉄塔の組み立てを完了したことから、住民は鉄塔の撤去を求めて一二月二〇日に熊本地裁に本訴を開始した。弁護士もこれまでの三角恒弁護士一名から、板井優弁護士と寺内大介弁護士に加わっていただき、三名の強力な弁護団を擁しての本格的な闘いとなった。

当時の九州の運動をとりまく環境

沼山津・御領の住民が司法の場に判断を委ねる道を選択せざるを得なかったのは、携帯電話会

社が住民の疑問や不安に答えることもせず、暴力的に工事を強行してきたとき、住民が守ってくれると思った行政側から何らの対策も援助もなかったからだった。これは、国民主権の憲法に照らしても理解できなかった。当時の携帯電話会社、総務省、自治体の態様などを振り返ってみた。

(1)　携帯電話会社／華やかな仮面の裏の正体

一九九六年〜一九九九年当時、携帯電話は、その利便性から爆発的に普及がのびている時で、マスコミすべてで、特にテレビで華やかな宣伝合戦が繰り広げられ、シェア競争が熾烈な時代であった。この携帯電話会社は、九州では「九州セルラー電話」、「ＮＴＴドコモ九州」、「デジタルツーカー九州」の三社がしのぎを削っていた。

携帯電話の普及に伴って必要になる中継基地局が各地に急増され、その会社の建設のやり方により、華やかさを装った仮面の裏に隠された正体を見ることができた。

ウソとごまかしと暴力の「九州セルラー電話」

当時のセルラーの基地局建設の進め方は、「反対があるといけないから、用地買収をして確認申請を取ってから着工前に知らせる。これが従来からの仕事の進め方だ」（セルラー取締役・岩佐道男氏談／一九九九年六月五日、ＲＫＫテレビの番組『ビバ　どうなる鉄塔問題』より）であり、御領の事例で分かるように虚偽報告の申請で建築確認を取得し、ガードマンを導入して暴力的に住民を排除してでも工事を強行した。

さらには、裁判に出してくる虚偽の証拠の数々、ずさんな工事を隠すやり方などにも驚かされた。自社の利益のためには、住民に嘘をついたりごまかしてもかまわないという体質こそが、この企業の本来の姿であることを知らされた。

なお、九州セルラーは、二〇〇〇年一一月に株式会社エーユー（ａｕ）となり、二〇〇二年一一月にＫＤＤＩ株式会社に変わって、住民は多少の対応の変化を期待したが、名前は変わっても会社の体質は何も変わっていないことを後で学ぶこととなった（後述コラム九三頁参照）。

恫喝と工事妨害の脅しの「ＮＴＴドコモ九州」

当時のＮＴＴドコモ九州（以下「ドコモ」という）は、セルラーとほぼ同じやり方で、こっそり計画を進め用地確保を済ませて確認申請を取ってから着工前に知らせる。要請があれば説明会を開く。その説明会も「開いてやるからありがたく思え」と言わんばかりの開き方でひどいモノであった。

この具体的な事例は多すぎて紹介しきれない。後述の熊本県菊陽《きくよう》町新町地区、福岡県三潴《みづま》町生岩《いきいわ》地区、熊本市楡木《にれのき》地区、大分県別府市春木《はるき》地区の闘いの中で、具体的事例を紹介する。ただ、このすべてに登場するのがドコモの基盤建設推進部長である。基地局づくりが彼の担当だろうが、初めから住民に分かりやすく説明しようという姿勢はない。当人が詳しくないからだろうが、住民が電磁波について質問すること自体に問題があるような口ぶりで住民を恫喝する話し方であった。最後には、「説明会も希望どおり開いたので、工事を始めます」と捨てぜりふを残して帰っていく。このやり方が各地で住民の反発を買った。説明会が開かれるたびに反対運動が急増した。住民は彼のことをトラブルメーカーと呼んでいた。

住民説明会で営業も念頭に置いた「デジタルツーカー九州」

同じ携帯電話会社に、当時「デジタルツーカー九州」という携帯電話会社があった。事前に説明会を開催、計画を説明し、住民の疑問に丁寧に答え、安全性については未解明の部分があることを率直に認め、住民が反対した場合は移転場所の希望を聞き計画を変更して建設していた。

この会社の姿勢は、一九九九年一〇月社名が「J‐フォン」に変わって少しずつ住民対応に変化は見られたものの、建設途中であっても住民の反対があれば、熊本市奥古閑《おくこが》でも熊本県荒尾市でも計画を変更して建設し、熊本県多良木《たらぎ》町では、住民の反対運動にあって工事を途中で中止した。

他の携帯電話会社の説明会にも参加した経験がある住民が、「あなたの会社は何で説明が丁寧なのか?」と聞いたところ、「皆様はユーザーだから」との回答だったという。質問も可笑しいのだが、当時は結構ネットワークの会員の中で話題となり、携帯電話をこの会社に切り替える会員が増えた。残念ながら、「J‐フォン」も二〇〇三年一〇月に「ボーダフォン」に買収されて以降、基地局建設のやり方がドコモと同じ住民無視の姿勢になってしまい、さらに二〇〇六年、現在の「ソフトバンクモバイル」に買収された。それでも、短い期間ではあったが、理不尽な会社が横行する中で、まともな会社が存在していたことを記録に留めたい。

(2) 総務省・九州総合通信局の対応

国の携帯電話基地局の許認可を担当する地方局は、初めは郵政省九州電気通信監理局（「監理局」と略す）であったが、二〇〇一年一月六日の省庁再編に伴い、名前が総務省九州総合通信局に変わった。また、課名称の変更年次は不明だが、交渉の相手は、公共課長から陸上課長に名前だけ変わった。この監理局との交渉は、多いときには年に七～八回、延べ四〇回ぐらいは通ったのではないかと思う。課長が一～二年でコロコロ変わり、赴任当初は交渉に慣れておらず、回を重ねる中で住民の要請について理解できるようになる。そして転勤である。また、初めから実情の説明のやり直し、これの繰り返しで住民側はくたびれてしまった。

監理局は、「基準以下は安全」という以外には言えない官庁であった。交渉では、郵政省の「業者には十分な話し合いにより、周辺住民の方々のご理解を得るよう努めていただきたい旨要請している」という国会答弁を根拠に、事前に説明もなくガードマンを雇って暴力的に建設する会社と、一方で郵政省の要請を遵守している会社もあることを伝え、「尊重する企業」と「無視する企業」がある以上、悪質な企業には「電波発信の許可を与えるな」と行政指導を要請したが、監理局は「申請が出されれば、審査を行ない許可はします」と機械的な回答だけ。やむなく交渉では、各地で起こっている説明会トラブルの相談を持ち込み、ねばり強く国会答弁の尊重を迫り、企業への毅然とした対応を要求した。この効果か、監理局は沼山津・御領では基地局ができても、一審終了まで電波発信許可を申請させなかった。

監理局の仕事ぶりは、法律で守られた企業に対し、住民の要求を「お願い」として伝えるだけであり、国民を守る立場での国家公務員としての誇りは感じられなかった。この監理局の実態をよく示す事例は、後述でもいくつか出てくることになる。

(3)　住民に身近な自治体の対応

自治体の対応は、基地局反対運動が起こったところで、その紛争回避を目的として対応が図られていた。主に従来の法律に準拠した対応で、ほとんどが建築基準法に基づく工作物の確認の対象として、その自治体が作成している条例や指導要綱に準拠した対応となっていた。

違いは、住民の要求の強さ、自治体の担当者の姿勢により、住民の要求が反映されているかどうかが異なってくる。地方議会にせっかく陳情・請願して採択されても、その中に条例化等の要求が入っていないために条例等が作られていないところもあった。

九州における自治体の条例化等の状況（ネットワーク把握分／二〇〇三年まで）は表1のようになっているが、ここでは、熊本市、熊本県の取り組み事例を紹介する。

表１　九州における携帯基地局建設に関わる条例化等

自治体名	施行年度	施行内容
熊本市	1998年3月	行政指導文書
久留米市	1999年9月	指導要綱
湯布院町	1999年9月	まちづくり条例
福岡市	2000年6月	協定書
鹿児島市	2000年12月	指導要綱
八代市	2001年7月	行政指導文書
熊本県	2002年2月	業者への申し入れ
別府市	2002年6月	環境保全条例
久留米市	2003年4月	建築紛争に関する条例

注：ここでは、2003年までを掲載した。

熊本市・熊本市議会の対応

熊本県内での携帯電話基地局建設をめぐるトラブルは一九九六年からはじまり、熊本県内では五カ所（熊本市三件、山鹿市、菊陽町）で始まった。当時、山鹿市と菊陽町では行政や議会が住民と電話会社の仲介をして、ともに建設されていない。

しかし、熊本市の対応は鈍く、新大江地区については建築確認申請前であったため、住民の反対運動で計画を頓挫させることができたが、すでに確認申請が認可済みの沼山津と御領には何らの仲介もなかった。

沼山津・御領の住民は、熊本市と年四回開かれる市議会に陳情を繰り返したが、埒が明かず、一九九九年一〇月に、①沼山津・御領地区問題の早期解決、②行政指導内容の条例化、の二つの要求項目を掲げた署名運動を開始した。

この署名は、一二月初めには一万五〇〇〇筆（最終的には一万二〇〇〇筆）に達し、御領と沼山津住民はこの署名簿を持って、市長と市議会議長あてに要請と陳情を行なった。署名の効果で一二月議会で大きく取り上げられ、市長は、議員の質問に答え、次のように答弁している。
①今後、建設の許認可に関しては、慎重に対処する。そのことで、市が訴えられたら体を張って受けて立つ。
②御領・沼山津の問題は、裁判とは別個に検討しないといけないと考えている。
③既成の条例では限界があるので、地方分権の課題として対処してゆきたい。
この市長の答弁で住民は、市が仲介に動いてくれるのではないか、条例化問題についても期待したが、その後動きはなく、市職員から「携帯電話用鉄塔の建設に関する周辺説明取り扱い」(一九九八年三月に作成、一九九九年一一月改定)がつくられていたことを知らされた。ちょうど署名運動が行なわれている時期、一一月に改訂されており、内容は、①事前の住民告知、②住民への説明、③その結果を市長に報告等を決め、行政指導として携帯電話三社に同意させたものだった。

しかし、条例でないため拘束力が弱く、作成した職員が在職中は、住民の疑問がある間は建築確認申請は受理せず「預かり」として対応し、業者は説明会で住民の疑問に答える対応が求められ、一定の効果はあったが、この職員の退職後を引き継いだ担当職員は、市民には威張るが企業にペコペコ人間で、また、建築確認の民営化とビルなどの屋上への設置が増加し、更に法律に該当しない一四・九九m型基地局が増加して、この「周辺説明取り扱い」は有名無実となってしまっている。

熊本県が携帯電話事業者三社に申し入れ

二〇〇〇年一〇月、県内九団体名で当時の潮谷県知事と県議会議長に陳情書を提出した。県の対応は熊本市に比べて丁寧であった。県側では企画調整課が窓口となって、関係部署十数名を集めて話を聞いてくれた。

その後、何回か交渉を持つ中で、二〇〇二年二月、熊本県が福岡市に足を運び、事業者三社に県としての申し入れを行なった。その内容は以下の通りであった。

今回の県の申し入れは、内容が具体的で住民の要求が反映されているが、強制力がない「お願い」であり、業者も単に「善処する」と答えている。これで解決できる問題ではなかったが、県の努力は認められた。

その時点で、県の土木事務所への徹底と確認方法など具体的な生かし方を考えなければならなかったが、この追求が弱く、せっかくの宣伝効果を期待できたのに、不十分に終わったことが反省される。

県の申し入れの内容（メモ）

○建設場所の選定については、住宅地、学校、保育園、幼稚園、遊び場等の施設近くに基地局を選ぶ際には景観や住民感情の視点から特別な配慮をしていただきたい。
○事前説明の開催時期については、鉄塔の建設を行なおうとするときに、地域住民に対して十分な説明を行なっていただきたい。併せて、当該敷地には電波塔建設予定地であること及び電波塔の概要を記載した告知板を設けるなど周知に努めていただきたい。
○事前説明の対象となる範囲については、当該土地（建設予定地）の在する地区の自治会長等に相談のうえ決定していただきたい。
○事前説明の実施主体については、建設業者に任せることなく、建築者（事業者）が主体となって実施していただきたい。
○説明の内容については、高さ、構造、建設予定期間等住民が計画内容を十分理解できるような資料を配付のうえで説明していただきたい。その際には、正確かつわかりやすい情報としていただきたい。
○トラブルが発生した場合は、解決に向けて誠意を持って対処していただきたい。
○建築確認申請にあたっては、説明の概要（説明日時、説明場所、出席者、住民側の意見、配付資料等）を報告していただきたい。（口頭で可。）

第二章　基地局反対運動のひろがり

広がる基地局反対運動とネットワークの結成

(1)　当時の基地局建設反対運動の状況

基地局建設反対の住民運動は二〇〇〇年～二〇〇一年に急増した。このころは反対運動地区の一覧表を作成し、監理局交渉等に役立てていた。この記録から当時の状況を紹介する。但し、九州における基地局反対運動の一部であることを申し添える。

手元に残る二〇〇四年三月現在の一覧表では、九州の反対運動件数は四五件で、ドコモ二八件、エーユー（現在のKDDI）九件、J‐フォン（現ソフトバンク）八件だった（表2・表3）。最も多発したのが、九州ではドコモの基地局建設をめぐってのトラブルだった。ドコモのトラブルが多発している要因は、説明会のあり方にあることは、先にも紹介したとおりで、不安解消どころか不安を助長させ、住民を怒らせ、感情的なトラブルにエスカレートさせて、反対運動を拡大させた。

この一覧表での記録は、行政との交渉等で大きな役割を果たしてきたが、反対運動地区から「一覧表に掲載しないで欲しい」、「相談はなかったことに」などの連絡もあって、携帯電話会社

表２　九州での携帯基地局反対運動

会社別	件数	未設（うち解決）
ＮＴＴドコモ	28	5（4）
ＫＤＤＩ	9	5（3）
Ｊ－フォン	8	4（4）
合計	45	14（11）

当ネットワークが係わった住民運動のみ
2004年3月21日現在

表３　上表の年次別・県別内訳

年次別	件数	県 別	件数
1996	5	福岡県	10
1997	2	佐賀県	0
1998	0	長崎県	1
1999	2	熊本県	29
2000	11	大分県	3
2001	15	宮崎県	0
2002	3	鹿児島県	1
2003	7	沖縄県	1
合 計	45	合 計	45

2004年3月21日現在

から何らかの圧力がかかっていることが判明し、公表を止めた。作成もこの一覧表が最後になったように思われる。

携帯電話基地局、どんどん住宅地へ

このような基地局反対運動が増加した背景には携帯電話の急増がある。

図1　全国の携帯電話対前年増加数

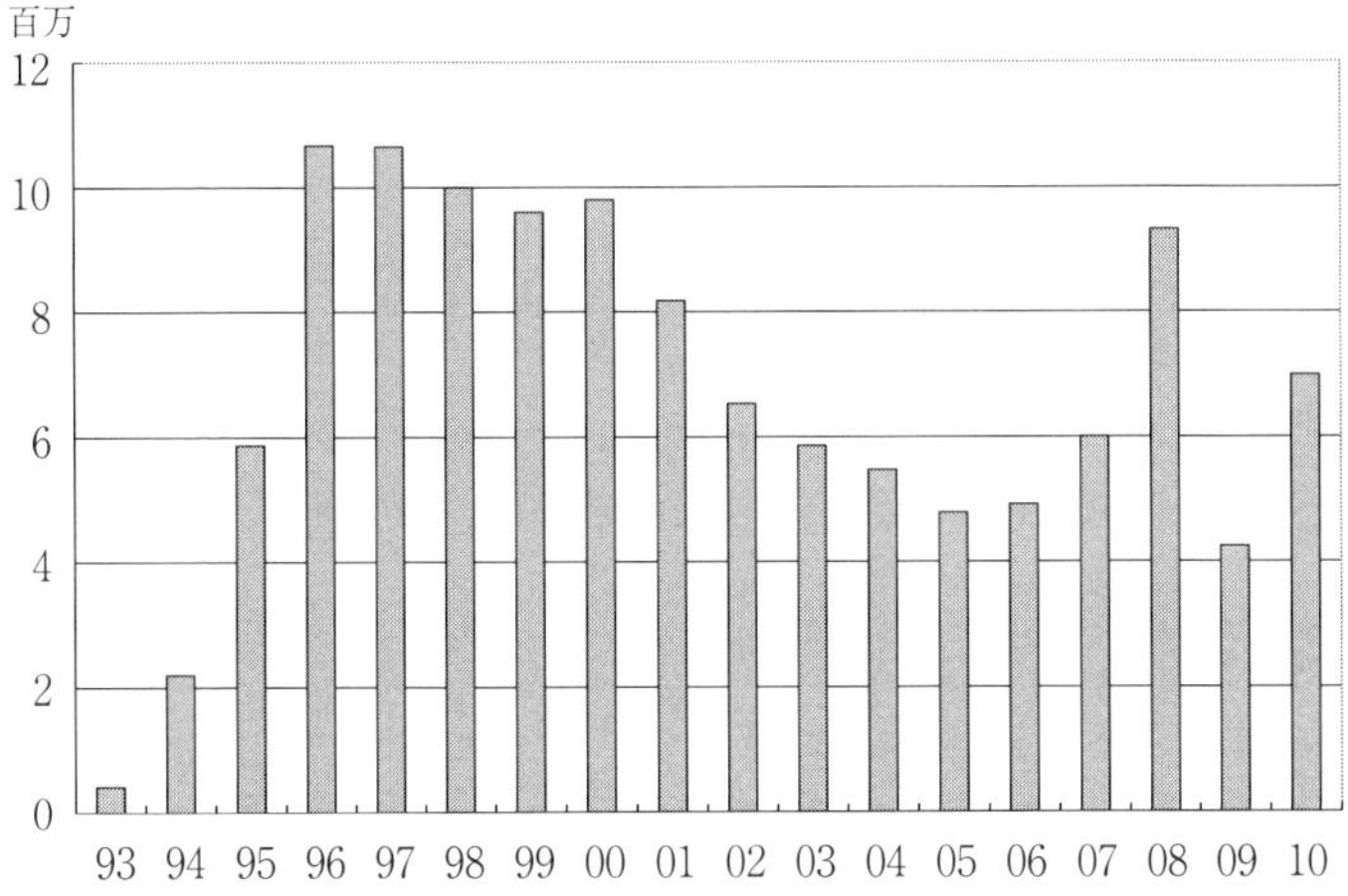

※注:2008年度から携帯電話とPHSの合計での公表となった。

この実態を統計データで見ると図1・図2のとおりである。

一九九六年～二〇〇〇年当時、携帯電話は毎年一〇〇〇万台増えていた（図1）。これに伴い基地局建設も毎年一万基余が建設されていた（図2）。

二〇〇一年にドコモは、第三世代FOMAの商用サービスを開始し、二〇〇二年にはKDDI、二〇〇二年末にはボーダフォン（現ソフトバンク）も第三世代を開始した。

二GHz帯の第三世代は電波の高速なデータ通信ができることが特徴であるが、電波伝搬特性によりサービスエリアが狭くなって、都市部から基地局の再増設が始まった。二〇〇三年以降には第二世代のみの基地局が年々減少し、都市部から第三世代の新設・併設が急速に増えていった。

関心の高まりが新聞報道を促す

特に熊本で基地局反対運動が増加した背景には、一九九七年当時の県内五カ所の大きな基地局反対運動による関心の高まりがあり、更に御領・沼山津地域でのセルラーの暴力的な工事強行が新聞・テレビで報道されたことも電磁波問題への関心を高めたと考える。地元新聞も住民の関心が高い「携帯電話の健康影響」関連の国際記事を掲載し、この問題が国際的であることを裏付けてくれた（表4）。

手元に残っている二〇〇一年の一年間に地元『熊本日日新聞』に掲載された、電磁波及び携帯基地局関連の掲載記事数は三七件で、内訳は、要求行動や説明会、集会等が一六件、行政（自治体や九州総合通信局）への陳情や請願等が一四件、以下、投書や海外情報などであった。

(2)　九州ネットワークの結成と広がり

ドコモ基地局の反対運動の中で忘れてならないのが菊陽町新町地区の反対運動である。ドコモの卑劣なやり方に監理局が荷担したと思われても仕方がない不手際で、最後はこの解決策さえも当時の郵政省が門前払いで葬り去った。

また、この闘いが九州ネットワーク結成のきっかけとなった。

図2　全国の携帯電話と基地局の動き

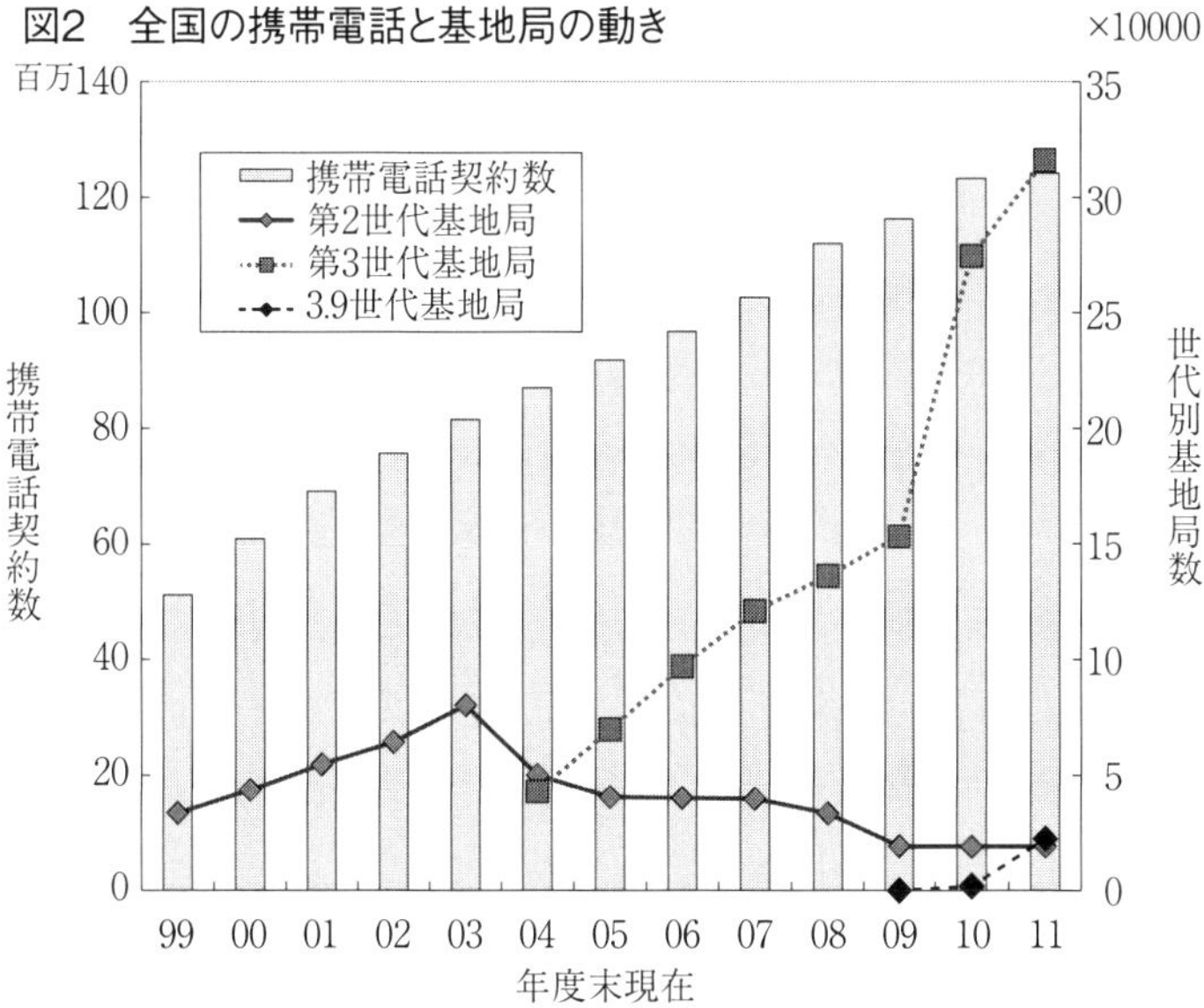

表4　当時の電磁波による健康影響関連の報道

年月日	紙誌名	記事の見出し・表題など
2000/5/12	熊本日日新聞	携帯電話の使用、子どもはちょっと待った　英国専門家ら報告
2000/5/13	熊本日日新聞	弱い電磁波も危険？　英国研究チームなど線虫実験
2000/5/15	朝日新聞	携帯電話の電磁波問題　規制へようやく本腰
2000/8/4	熊本日日新聞	『携帯電話で脳腫瘍』　米の精神内科医872億円の賠償求める
2000/12/24	熊本日日新聞	携帯中継塔 住民とのトラブル増加　新たなルール整備が必要
2000/12/28	熊本日日新聞	『携帯電話で脳腫瘍』米国の患者ら賠償求め集団提訴へ
2001/4/21	熊本日日新聞	「携帯電話で健康被害」米で集団訴訟

菊陽町新町の闘い

二〇〇〇年五月一〇日、熊本市に隣接する菊陽町新町地区で突然鉄塔の組み立てが始まった。住民には工事が知らされておらず、驚いた住民は一四日に説明会を開かせたが、納得のいく説明など得られない。

住民は建設反対の署名運動を開始し、短期間に七〇〇〇筆余の署名を集め、これを持って町長・町議会に陳情・請願を、また監理局に陳情を行なった。更に住民は臨時総会を準備し、地区住民の総意によるドコモとの話し合いの環境を整える準備を始めていた。

慌てたドコモは突貫工事で基地局を完成させ、六月一二日に監理局に電波発信の申請を出した。一方、住民が提出した請願は、同月一四日に町議会が採択し、議長名で「住民との合意ができるまで電波の発信を許可しないよう」との意見書を郵政大臣あて一五日に送付した。

六月二二日に新町住民は監理局交渉を行ない、ドコモとの話し合いを準備している実情を説明し「電波発信を許可しないよう」要求したが、監理局は「申請が出された以上、許可は一カ月以内に下ろさざるをえない」と説明した。

新町区住民はこの「一カ月」を念を押して確認し、新しい区長を選出するなど、やっとドコモとの話し合いの環境が整い、ドコモに申し入れた矢先の六月二八日、監理局はドコモに電波発信の許可を出した。申請から一六日目の最速の認可であった。住民には誰の目にもドコモと監理局

九州電監局

住民30人 座り込み

携帯電話中継塔問題

局長が面会拒否

菊池郡菊陽町原水に建設された携帯電話中継塔の電波発信許可をめぐり、中継塔に反対する同町や熊本市の住民七団体が十七日、同市二の丸の九州電気通信監理局を訪れ、局長との面会を要求、局側が拒否したため住民約三十人が局長室前に座り込んで抗議した。

住民側は、携帯電話会社への指導強化などを訴えたこれまでの陳情に対する回答を求めて訪れた。

これに対し局側は交渉の人数を五人に絞り込むよう要望。住民側は受け入れる条件として局長の出席を求めたが局側が応じず紛糾。住民は三時間余りにわたって廊下に座り込み、シュプレヒコールを繰り返した。

監理局側は「前回（七月五日）の話し合いが四時間も続き、住民が会議室に横断幕を掲げ、ビラを配布するなどの混乱があったのでルールを守ってもらうことにした」と話している。住民側は「監理局長との話し合いを認めず、一方的に住民側の代表を絞り込むやり方は許せない」と反発を強めている。鉄塔を建設したのはNTTドコモ九州（福岡市）。五月に建設し、六月二十八日に監理局が電波発信を許可した。

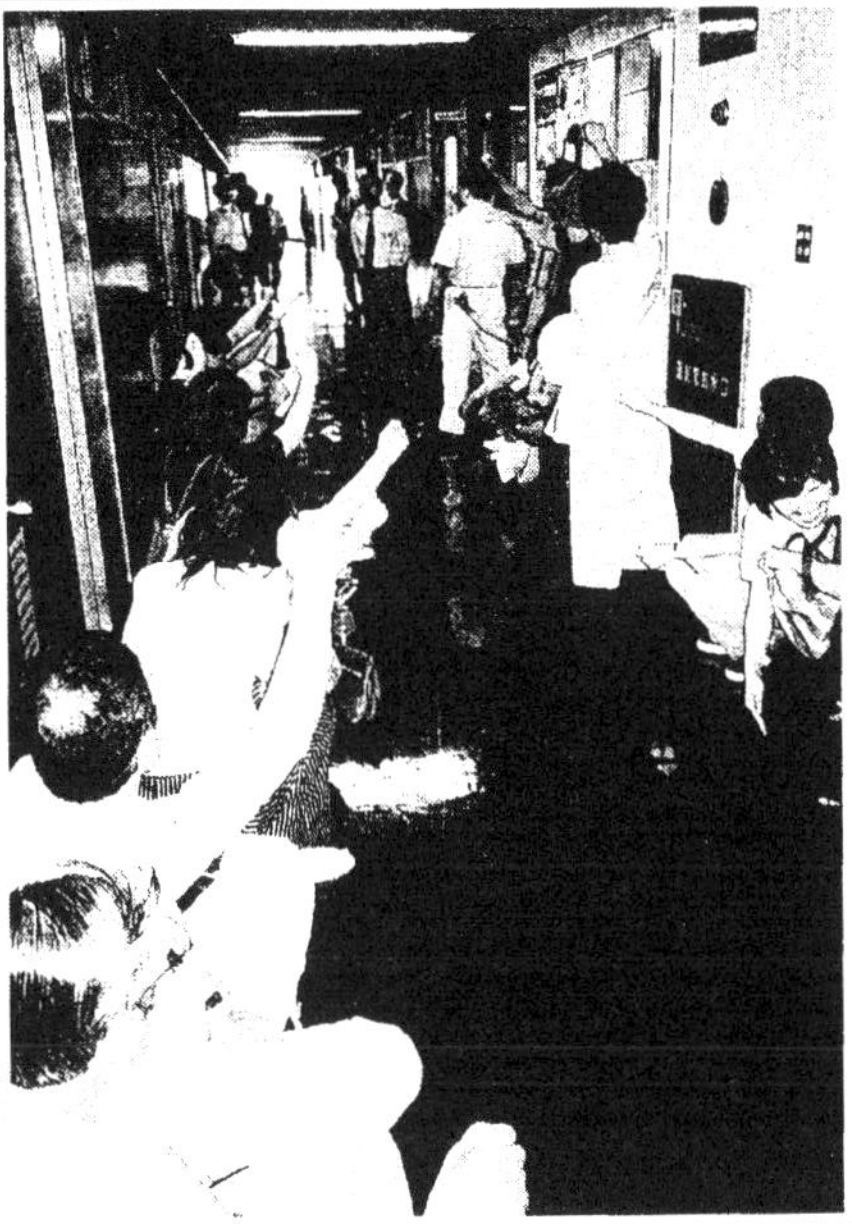

九州電気通信監理局長との話し合いを求めて局長室前の廊下に座り込んだ携帯電話中継塔反対派の住民＝17日、熊本市二の丸の合同庁舎

九州電気通信監理局への抗議行動（熊本日日新聞2000年7月18日付）

の連携劇に映った。

菊陽町議会から意見書も出され、法律でも「一カ月以内」が認められており、監理局も住民が「一カ月」を確認した事情を知っていた筈なのに、見事に裏切られた。

七月五日、新町地区住民と支援団体は抗議行動を起こした。局長は会ってくれず、ねばり強い交渉により、無線通信部長が局長に代わって抗議文を受け取った。抗議文では、今回の事態の不手際について新町住民に謝罪し、電波発信の許可を取り下げ、住民とドコモの話し合いを仲介し、事態を正常にもどすまで責任を持つことを要請し、文書での回答を求めた。

対応した無線通信部長は「ドコモには、住民とよく話し合うように伝える」、公共課長は「皆さんの気持ちは理解した。事態の収拾には努力する」旨釈明があった。このことで、監理局も住民の抗議を理解したものと考えていた。

七月一一日、新町住民とドコモの話し合いは実現したものの、電波発信の認可後のためドコモは強気であり、話し合いにならず紛糾、物別れとなった。

事態を把握しない情けない対応／権威主義の郵政省

七月一七日、抗議文への回答を聞くため監理局交渉に臨んだところ、庁内に「横断幕禁止」の真新しい紙が貼りめぐらされ、廊下には十数人の職員が物々しく並び、住民をビデオで撮影し、「代表五人となら話し合いに応じる」という極端な人数制限が強いられた。このような対応は初めての体験で、住民は撤回を求めて局長交渉を要求したが拒否され、やむなく廊下に座り込むなど長時間の紛糾となった。

監理局は事態収拾の方向でなく、自らの不手際の反省どころか、住民威圧・地方議会軽視の方向をエスカレートさせる道を選択した。この態度こそが九州で携帯電話会社の横暴・基地局紛争を助長させ、全国の中でトラブル件数を多発させている原因であることを、監理局は全く理解していなかった。国の機関として、また公務員として公平性を欠いた情けない対応だった。

八月二四日、新町住民一七五一人は、郵政省に対し、電波法八三条に基づいてドコモ中継基地局への監理局の電波発信許可に対し異議申し立てを起こした。三カ月を経過した一一月中旬に、この異議申し立てを行なった全員に「裁定書」なるものが送りつけられた。内容は、「本件申立人は不服申立適格を有しない者」と断定し、異議申立理由の審査を一切行なうことなく門前払いされたものであった。

九州ネットワークの結成

菊陽町新町の闘いで、住民の中に電磁波への関心が高まった。そこで新町住民は、荻野晃也先生を招いて講演会を企画した。六月に発足していた基地局建設反対の連絡会（この時点では県内九地区）も共同開催することになり、「講演と交流の集い」として、県内外に広く呼びかけることになった。

集会は二〇〇〇年一一月二六日に開かれ、第一部「荻野晃也講演会」には二二〇人が参加し、菊陽町住民の関心の高さを示した。菊陽町議会議員や医師の参加もあった。また、県外からも二三人が参加した。

第二部「中継塔問題を考える交流会」には県内外の一六団体九〇人が参加し、荻野先生と沼山津・御領裁判の弁護士も出席し、各団体が取り組みを報告し、交流することができた。この集会で菊陽町新町住民が起こした異議申し立てが、この集いの直前に郵政省から門前払いで却下された文書が届いたことが報告され、集会で郵政省に抗議する「緊急特別決議」を採択した。

また、この集会でネットワークを結成することが提案され、全員一致で採択された。ここに、これまでの連絡会（九地区）に、新たに鹿児島（1）、大分（1）、福岡（3）、熊本県内（2）の各地区の組織が参加し、一六組織で「中継塔問題を考える九州ネットワーク」が誕生した。初代の代表世話人には熊本の「託麻の環境を守る会」の工藤幸盛会長が選ばれた。

集会では「集会決議」を採択し、ネットワークの最初の行動としてこの決議文を、携帯電話会社及び行政（監理局及び自治体）に届けることを確認し、終了した。

▽最初の活動／「集会決議」各方面に届ける

九州ネットワークが誕生して最初に二つの事に取り組んだ。「一一／二六集会決議」を各方面に届けることと、ガウスネット全国大会成功への協力である。

「一一／二六集会決議」については、行政には集会直後の一二月に届け、年が明けて翌年一

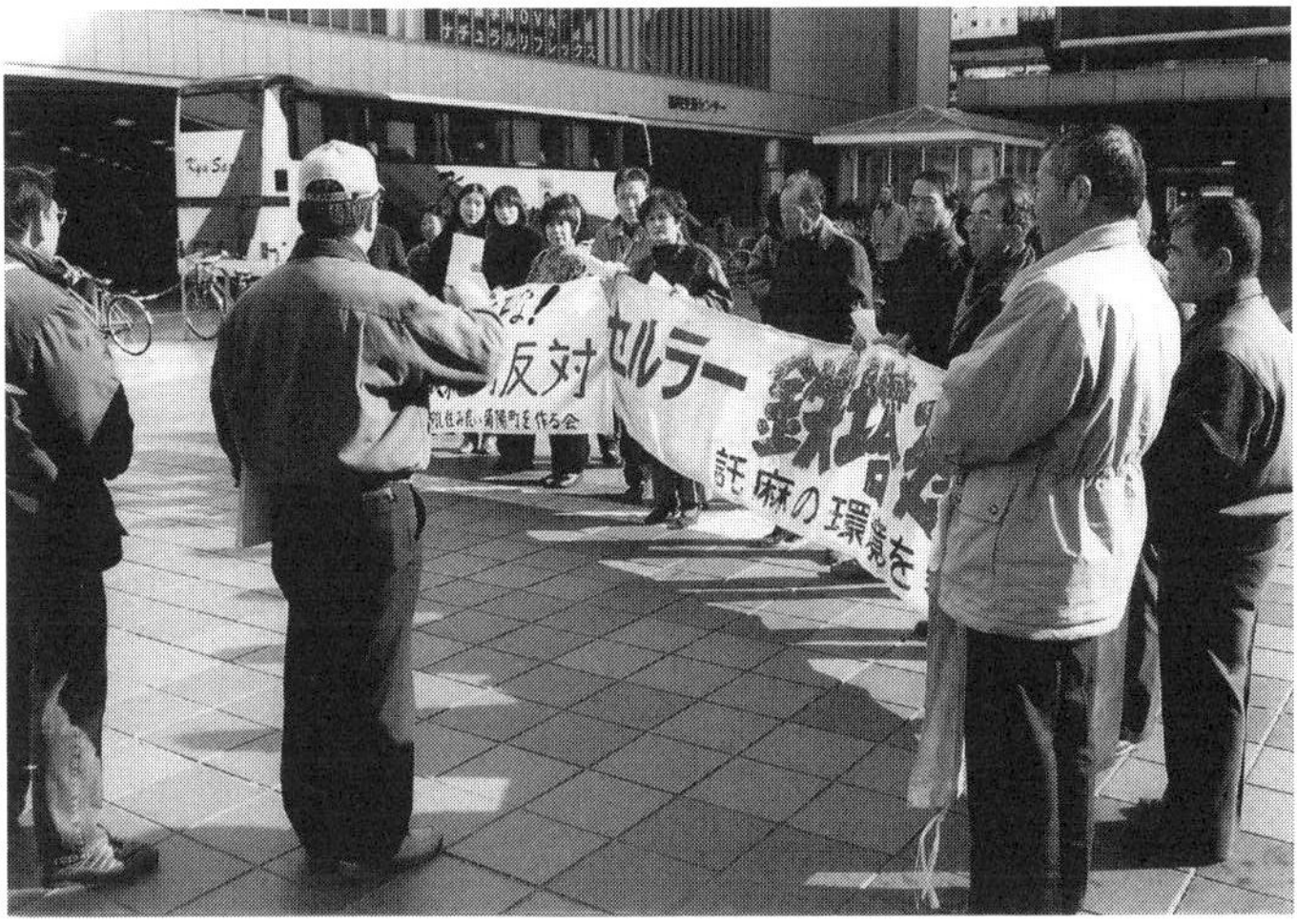

ドコモ九州本社前での抗議行動（2001年1月24日）

〇〇一年一月に、鹿児島・福岡・熊本の八地区二四人が福岡市に集まり、当時のエーユー九州支社とドコモ九州本社の二社を訪問し届けた。エーユーもドコモも事前にアポを入れ「席を用意する」と返事を受けていたが、当日は人数制限をしてきた。特にドコモは、本社正面入り口に基盤建設推進部長ほか社員十数人がバリケードをして、入るのを阻止してきた。常識が通用しない会社であった。結局二社とも事前のアポを説明し、住民パワーで中に入り、「要求書」を読み上げ、「一一／二六集会決議」とともに手渡すことができた。

もう一つは、当時、御領の「託麻の環境を守る会」が所属する「高圧線問題全国ネットワーク（ガウスネット）」の全国大会を熊本市で開催する事業だった。この現地実行委員会に積極的に参加し、全国からの参加者を迎え、全体集会と三つの分科会を含め、述べ三〇〇人を上回る参加者で大会成功に貢献することができた。

▽環境賞の受賞とネットワークの広がり

弁護士から基地局裁判の事務局に「ノーモアミナマタ環境賞」応募のアドバイスがあった。「ノーモアミナマタ環境賞」とは、水俣病訴訟弁護団（熊本）が環境基金を設立し、地球環境を守る諸活動を励ます目的で運営され、毎年表彰が行なわれていた。当時の応募は、電磁波問題についての認識を環境団体に知ってもらい、各地での取り組みを紹介するという趣旨であったので、九州ネットワークが誕生した時であったが応募した。結果、二〇〇一年五月受賞が決定した。電磁波問題が環境問題として水俣病関係者に認知されたことをみんな喜んだ。ネットワークでは賞金の四〇万円にみんなの募金を加えてNARDA社製高周波測定器「EMR—二一」を購入した。この測定器は九州の基地局裁判で大いに役立った。

このような活動を行なう中で、当ネットワークへの相談も増えて、第二回総会（二〇〇三年一〇月）時点では、オブザーバー参加も含めて四〇を越える地域の運動へと大きく広がった。

携帯電話会社の焦りと住民の反撃

二〇〇一年～二〇〇二年に掛けて、新たに三つの基地局裁判が加わった。福岡県三潴町生岩地区、熊本市楡木地区、別府市春木地区の三地区住民の闘いであった。

三潴町では、住民が移転を要望して代替え地を住民自ら四カ所も探してドコモに検討を要請した。楡木地区では、当時WHOのファクトシート№二六三が発表になり、説明会でのドコモからの説明に明らかな矛盾が生じたので、専門家を交えた公開討論会形式の説明会開催をドコモに呼びかけていた。

ドコモは、この三潴町生岩地区と楡木地区の住民の要求行動を工事妨害に仕立てて、工事妨害禁止の仮処分を裁判所に申し立ててきた。住民はこれを受けて立った。

二〇〇二年三月、別府市春木から相談があった。ドコモが住民説明会を開いたが、住民の疑問には答えず工事を強行してきたとのこと。九州総合通信局交渉に同行したが、この中で三潴・楡木とも交流し、ドコモの卑劣さを許せず、裁判で闘うことになった。春木の裁判は、子ども達が頑張った事例である。

⑴　ドコモから工事妨害で訴えられる

三潴住民の闘い

三潴《みづま》町《まち》は、筑後平野のほぼ中央に位置する、中心部以外は田んぼが広がる田園地帯で、農業が中心の町である。二〇〇五年二月に久留米市に編入され、久留米市三潴町となった。近年はベッドタウン化しつつある。

一九九九年八月、この田んぼの中の集落の一つ、生岩地区にNTTドコモの携帯基地局建設計画が発覚した。周囲には見渡す限りの水田が広がっているのに、なぜ集落の人家の近くに立てるのか。これは誰が考えても奇異に思われた。

▽発覚の経緯

ドコモが生岩地区に中継基地局の建設予定地を決め、地権者との折衝が行なわれたのは一九九九年四月のこと。ドコモは住民には一切話をしていない。周辺住民は、同年八月予定地の竹やぶを伐採している作業員から鉄塔建設の話を聞き初めて知った。その時は既に建築確認が下りており、地域住民が同じ集落の地権者に契約の白紙撤回を願ったが断られた。

九月に入って説明会が開かれたが、事前に説明会がなかったこと、周囲に住宅から離れた農地が広がっているのに「なぜこの場所なのか」などの疑問が出されたが、明確な回答は得られず紛糾。

住民は「ドコモ基地局移転要望の会」を立ち上げ署名運動をはじめた。この間数回説明会が開かれるも、その度に紛糾し建設反対・移転要望の運動が広がり、一二月に「建設反対と移転を求める決議」の採択を求める請願書が町議会で全員一致で可決された。

これで住民は安心していたが、一年ほどして突然ドコモが草木の伐採と鉄板を搬入してきて、基地局移転を求める決議が無視されていたこと、また、この一年間に町当局に根回しが進んでいたことを知らされた。

二〇〇〇年一〇月、住民はドコモに説明会を開かせたが、説明会の打ち切りを通告してきた。

住民側が粘って移転候補地を提案したことから、ドコモとの話し合いがもたれ、二〇〇一年二月文書でエリア等の条件と期限を示して移転候補地探しが、ドコモ側から求められた。内容は、農業振興地域の場合は解除申請の手続きが三月末日までに得られる見通しを確認のうえ、候補地を二月二八日までに提出することを要求。これができなければ「現候補地で建設工事を行なうことを了承のこと」という厳しいもの。住民は手分けして走り回ってやっと期限の当日二月二八日午後五時までに九州本社に証拠書類を届けた。

ドコモは検討を約束しながら四月になって「時間がない。候補地を出しても反対は必至」と決めつけ住民の努力を無にして、準備でき次第工事着工すると話し合いのうち切りを通告してきた。

▽ドコモ、公共課長を脅す

二〇〇一年四月、三潴住民は九州総合通信局公共課長に、ドコモとの話し合いの継続の指導を要請した。その直後、ドコモの基盤整備部長から公共課長宛に「三潴基地局の件についてのお答え」（四月二〇日付け）という文書が届いた。内容は「貴職を含む行政がこれ以上『移転要望の会』の意見を聞き入れて基地局移転問題に介入されるということになれば〝行政の民事介入〟であると判断せざるを得ません」という脅しの文書であった。

三潴住民は、直ちに九州総合通信局に異議申し立てを行ない、ドコモ基盤整備部長の文書にある話し合い中断の責任を住民に転嫁する本末転倒のドコモの姿勢を指摘し、「十分地元住民に説明し、話し合いをするように」という郵政省の要請を守らないドコモに対し、九州総合通信局はどのような行政指導を行なったのか、今回のドコモの脅しに対し、どのような態度を取るのかを迫った。また、文書での回答を求めた。

また、ドコモの脅し文書については、三潴の要請を受けてネットワークは御領弁護団と相談し、「四月二〇日付け文書」のコピーを当時の小沢和秋衆議院議員（比例・福岡）を通じて四月二五日に片山虎之助総務大臣に届け、総務省として毅然たる態度を取るよう要請を行なってもらった。

そして五月七日、九州総合通信局の公共課長より「ドコモが話し合いに応じる」旨の連絡があった。

ところが、五月一四日、ドコモは重機を持ち込み着工強行をちらつかせ、住民に話し合いに応じるかわり三つの条件（①話し合いの人数制限、②地権者の所に行く、③候補地の提示）をのまなければ着工すると、有無を言わせず押しつけてきた。

▽ドコモとの話し合いは継続されたが

話し合いは継続されたが、住民は三つの条件をのまされ、ドコモ基盤整備部長の三潴住民への嫌がらせ的な難題が次々と突きつけられた。話し合いでは、最初に参加者についてドコモから六人が指名され、話し合いの中身も「②地権者の所に行く」、「③候補地の提示」の二つの条件であった。

【②地権者に対して】ドコモから、「地権者が孤立化しているので、訪問し話しなさい。」（五／二〇）、「鉄塔が建たないと地権者に賃料が入らなくなることについて謝ること」（六／一五）、「住民は落雷や倒壊等に不安があって建てて欲しくないという気持ちを話すこと」（七／六）、「鉄塔の倒壊、落雷等の不安を言って地権者の理解を得ること」（八／一）など意味不明のまま強要された。

【③候補地について】先に紹介した三カ所に加えて、更に一カ所加えて提案したが、様々な理由が付けられ、食い違いも多く、最終的に切り捨てられた。

結局、第九回（五／二〇）〜第一六回（一〇／二一）の話し合いは、このようなドコモの要求に住民は理由が分からないまま振り回された感があった。

そして第一七回（一一／五）の話し合いで、ドコモは話し合いの打ち切りと工事再開を通告してきた。

この間の七月、九州総合通信局で人事異動があった。不手際やドコモの横暴などが続く九州の局長がわずか一年で交代し、同時に公共課長で異例の人事があった。これまで公共課長は地方の技術職のポストであったが、ここに本省総務課情報通信審議会係長の川浪久則事務官が赴任した。総務省には毅然たる態度を要請していたので、何らかの動きを期待したが、無駄だった。

▽工事妨害で訴えられる／住民が提訴して反撃

工事再開日（一一／一二）が告げられ、当日は、ドコモは約三〇人の作業員、ガードマン、カメラマン等を引き連れて工事に来て住民を写真・ビデオで撮りまくって一時間ほどで早々に引き上げていった。

二〇〇一年の師走の一二月二六日、突然裁判所から二〇〇二年一月九日に出頭命令が届き、みんな驚いた。ドコモから工事妨害で裁判所に訴えられていたことが判明。弁護士事務所は正月休みに入っており、やっと一月七日に馬奈木昭雄弁護士に代理人を引き受けて頂いた。ドコモの姑息で卑怯な手口を知って住民の結束が固まり、二〇〇二年以降、ドコモを告発した裁判を開始した。

楡木住民の闘い

楡木《にれのき》地区は熊本市の北東に位置し、国道五七号線を車で走ると一時間ほどで阿蘇山に行くことができる。住宅開発が進んでいるが、地域内にはまだ畑も少し残る静かな住宅地で小中学校も近く、子どもを育てるには最適の環境だった。基地局が計画された場所は、通称「どんぐり山」と呼ばれる地域住民には大切な緑を残した小さな里山だった。近くの保育園児や幼稚園児がドングリを拾いに来るところである。楡木小学校から二五〇mも離れていない。

▽発覚の経緯

一九九九年一二月ドコモは、近隣数軒に着工の挨拶で回っている。この時、二軒から「説明会」を開くよう要望が出されたにもかかわらず、熊本市には「事前の住民説明を済ませ問題はなかった」と虚偽の報告を行なって建築確認を済ませていた。熊本市には携帯基地局建設の際には事前説明を義務付ける「周辺説明取扱い」があるが、ドコモはこの手順の遵守を故意に破っていたことになる。

二〇〇〇年八月二八日、住民は市長・市議会に対し建築確認の取り消しを求めた。その後、市の指導により折衝を行なった。ドコモから「この場所に固執するつもりはない」との回答を得たので、新たな場所を探すよう求めた。しかし、結局「適地がない。工事を始めたい」と折衝を打ち切られた。住民はドコモに対して町内会の全住民対象に説明会を行なうよう求めた。

二〇〇一年三月一八日市の行政指導により、ドコモの第一回の説明会が楡木小学校体育館で開かれた。質疑応答で、住民の素朴な疑問や不安に対する基盤建設部長の第一声が「もうこの場所しかないという結論に至っておりますので、ご理解できない理由、納得できない理由、かつ今後お話し合いをしていけばご理解いただける内容なのかによって、今後お話し合いを続けるか、工事を始めるかについては判断させていただきます」であった。

また、住民の質問に対して「基準値以下の電波だから安全です」、「基準値の話ですが、これは国が決めているものです」、「基準値が信用できないと言うことであれば、これ以上皆さんにご理解いただける説明はできません」という調子で、自由に質問できる雰囲気でなく、質問には勇気が必要であった。

▽専門家を交えた公開説明会を要求

説明会では、毎回「説明会の打ち切り」と「工事再開」を繰り返すため、住民は質問状を作成し、ドコモに送るとともに、市役所・九州総合通信局へ度重なる陳情を行ない「説明会」を開かせてきた。

第四回説明会では、冒頭に九月から工事を再開すると告げられ、住民の質問に対し、「科学的根拠にもとづいた具体性のあるものではないので答えられない」と言って逃げ、「説明会の打ち切り」が告げられた。住民は具体的な根拠を示した質問状を作り、再度「質問・要望書」として、八月二八日にドコモに送付した。

これに対する回答が九月一四日付けでドコモから渡された。電磁波の生体に及ぼす影響については、携帯電話以外は「弊社事業とは異質のもの」と言って回答を拒否。マイクロ波についても、一九九七年の論文もあるのに、一九九六年四月にICNIRPが発表した「健康に悪影響が発生するとの証拠はない」との声明（?）を根拠に一括して個々の質問には答えず、「世界の共通認識として採用されているものがあれば、具体的に提起願いたい」というものであった。

このドコモの態度は、住民の素朴な疑問や不安について答える意志はまったくなく、住民の願いを愚弄するものだった。

九月四日、ドコモは工事を強行してきたが、住民は工事に来る関係者に説明会の開催を要求する行動を行なっていた。このような時期に「WHO 電磁波『発がんの可能性』」が朝日新聞トップ（二〇〇一／一一／五）に掲載された。WHOが初めて長期被曝の健康影響の可能性を認めたのだった。

一一月八日、楡木住民は当時のWHOの発表でドコモの説明に重大な誤りが発覚したことを示し、相互に専門家を招いて公開討論会形式で説明会を開催することを提案する文書を送った。同時に、熊本市政会見室で、ドコモに送った文書について記者発表した。また、九州総合通信局にもドコモに送った文書を説明し、再説明会の実現のための行政指導を要請した。当時の九州総合通信局の川浪公共課長からは、前向きの提案として評価してもらった。

この楡木の提案は、各地で反対運動が起こっている時期でもあり、ドコモにとっても専門家を招き「安全性」を具体的に宣伝する場になるので実現を期待もしていたが、拒否の回答が届いた。ドコモという企業は、住民への説明に誤りがあっても、それを訂正する意志も勇気もない企業だった。それればかりでなく、ドコモは、住民を工事妨害にでっち上げる卑劣な企業であることが、この後、さらに明らかになる。

▽工事妨害で訴えられる／住民が提訴して反撃

一一月七日、最初の工事再開通告時に、作業員・ガードマン三〇人余でやって来て、公開討論会開催を求める住民を、十数台のカメラやビデオで撮りまくって帰っていった。その後、数回工事に来ただけで、作業員は来なくなった。

二〇〇二年一月、驚いたことにドコモは住民を「工事妨害」にでっち上げ、司法に申し立ててきた。ドコモの根拠は、前年一一月の最初の工事再開時にカメラやビデオで撮影した写真であった。

ドコモの手段を選ばぬやり方を絶対許すことができず、楡木住民有志は、基地局の操業の差し止めを求め、二〇〇二年七月一日、熊本地方裁判所に訴状を提出し、裁判で闘うことにした。原告は少なかったが、八名の弁護士が強力な弁護団を結成した。

なぜ、この時期に工事妨害で訴えられたか

これまでに工事妨害禁止で訴えられた事例としては福島県郡山市多田野と御領の二つの地区住民の事例を把握している。御領地区については前述のとおり。また、多田野地区については、ネットワークから激励文を送り、現地からの招待で寺内大介弁護士とネットワークから事務局長が訪問し交流している。多田野でも長期にわたる移転要求に基づく抵抗闘争が行なわれていた。

▽福島県郡山市多田野の携帯基地局反対運動

多田野地区は、西に奥羽山脈の山嶺が連なり整った田圃と多くの里山を配した景観豊かな農村地帯である。近くには白鳥の飛来地もあり、冬には毎年三〇〇羽が飛来する。

二〇〇〇年一〇月、この多田野地区の集落の中に、突然ドコモ携帯基地局の地鎮祭が行なわれ、住民は初めて建設を知った。なぜ住宅地の中か。住民は移転を要望して「多田野携帯電話基地局の移転を求める会」（中村和夫代表）をつくって運動を始めた。周囲に基地局建設の適地は幾らでもあるのにドコモは現在地に固執した。住民の要請で説明会は二回開かれているが、ドコモ側は、住民の中に「鉄塔建設賛同呼びかけ人」なるものをデッチ上げ、二回目の説明会（二〇〇一／九）では、工事関連会社の社員と思われる出席者を動員し、住民に質問させず紛糾。直後に工事を再開した。一二月二八日には真夜中に基礎コンクリート打ち作業を強行した。

住民はねばり強く移転の話し合いを要求し、強行作業に備え小屋を建て昼夜を問わぬ二四時間

体制で監視を行ない、長期間の対応を強いられながらも、行動は公民権の行使の範囲内のものであった。

二〇〇二年二月ドコモは福島地裁郡山支部に建築妨害行為禁止の仮処分申し立てを行なってきた。四月、住民もドコモに対し建設工事差し止めの仮処分申し立てを行なった。

しかし、二〇〇二年九月工事妨害禁止の決定が出され、住民側は決定を不服として保全異議申し立てを行なった。二〇〇二年一一月ドコモの工事再会時に「話し合いで解決を」のビラを掲げて集ったところ、強制執行の名の下に福島県警機動隊員に排除された。一五年二月判決があり、異議申し立ては認められず、住民敗訴が確定した。

ドコモの狙い

これらの抵抗闘争と三潴地区と楡木地区の住民の場合は全く違っていた。反対している住民は通常は勤めていて、現地の監視は主婦らが数名しかおらず、座り込みもしていない。

ドコモは、工事再開の日時を楡木と三潴の住民に事前に知らせた。楡木は二〇〇一年一一月七日、三潴は同月二一日である。その日は、いつもより多くの住民が集まった。ここに作業員・ガードマン三〇人余でやって来て、集まった住民がいかにも工事を妨害しているような状態に仕立て、十数台のカメラやビデオで撮りまくっていった。

ドコモが証拠として提出した主要な写真は、この「工事再開日」の写真で、でっち上げが明白であり、背景が見えてきた。次の二点だと考えられる。

一つは、健康影響への懸念が広がり、熊本と福岡で基地局反対運動が多発していた。この反対運動を弱めるためには、建設現場で頻繁に流していた「反対運動をすると工事妨害で訴えられる」等の脅し情報に現実性を持たせる必要があった。もう一つは、法律に詳しい悪徳業者にとっては、裁判所は、借金の取り立てや工事妨害禁止などで、利用しやすい絶好の強制力を持った執行機関であった。ドコモは、これを知っていて利用したことになる。

こうして三潴と楡木が工事妨害で訴えやすい地区として選ばれたのであろうが、まさか、反撃を食らうとは考えていなかったに違いない。三潴と楡木にはネットワークの支援があり、二つの裁判も進行中で、弁護団の助言が得られたことから、逆にドコモを司法に告発し闘うことになった。

(2)　別府市春木で子どもたち頑張る

住民の疑問に答えない不誠実なドコモ

「湯の町別府で鉄塔騒動」と紹介された大分県別府市、日本を代表する温泉のメッカで、一六歳未満の子ども二五人がドコモを訴えて大きな話題になった。

ことの起こりは、二〇〇二年、別府市春木にドコモの携帯電話基地局が計画されたことに始まる。住民たちが知ったのは、二月だった。発覚するまで工事関係者は「整地をしているだけ」とウソを言っていた。電磁波の健康影響を耳にしていた住民は、直ちにドコモに住民説明会を開くまでは着工を延期するように要求し、ドコモに渋々同意させた。

説明会は三月に、子どもたちも含め会場いっぱいの約一五〇人が参加した。住民の健康影響に対する素朴な質問に対し、基盤建設部長の回答は「電磁波が危険という証拠は聞いたこともない。証拠をお持ちなら出して下さい」と言うもの。最後は、「説明会も希望どおり開いたので、来週から工事を始めます」と大きな声で捨てぜりふを残して帰っていった。この説明会でドコモがもう少し誠意ある態度であれば、私たち住民も裁判までは起こさなかったと思うと春木のお母さんたちが話している。

説明会の四日後にはドコモの工事が着工された。住民は直ちに「春木の住環境と子どもの未来を守る会」(「守る会」)を立ち上げ、九州総合通信局やドコモ、別府市長に要望書と三四〇〇人の署名を提出し、工事の中止と再度の説明会を開くよう要請した。しかし、聞き入れられなかった。

住民は、最後に残された手段として裁判を考えた。相談を受けた徳田靖之弁護士が他の九名の弁護士にも呼びかけて引き受けていただいた。同年四月二六日、大分地方裁判所に「基地局の建設と操業の差し止め」の仮処分申し立てを行なった。

学校の中でも奮闘／子どもだけの原告団が誕生

お父さんお母さんが基地局建設反対の署名を集める中、子どもたちも「自分たちの問題」として電磁波に関心を持つようになった。

　ドコモの説明会や当時京都大学の荻野晃也先生の講演に自主的に誘い合わせて参加した。学校では自分のできることをしようと壁新聞やニュースでみんなに伝え、子どもたちの中で関心が高まっていった。

　こどもたちの作文を読むと、「クラスの先生に『学校全体で反対運動ができませんか』と話しに行ったら、『ドコモに勤めている家の子どももいるから……』ダメだと言われました。納得がいかなくて、次は校長先生のところに連れだって行きました。やっぱりダメでした。『学校は中立の立場しかとれない』と言われました」と。

　疑問をもったり、いろいろ考えているとき、親たちが裁判を始めようとしていることを知った子どもたちは、徳田靖之弁護士に「私たちも裁判に出られないの」と聞いた。弁護士も考えて「じゃ、あなたたちがやるか」ということになった。こうして小学生を中心に幼稚園児を加えた子どもだけ二八人の原告団が誕生した。そして両親が子どもの代理人である。

　子どもたちの気持ちをよそに、ドコモは五月に鉄塔を完成させ、七月一日からは電波も発射させた。九州総合通信局は「申請書に不備がなければ受けざるを得ない」と係争中にもかかわらず六月にドコモの操業許可申請を受理、許可を出していた。

意見陳述　「私が裁判で言いたいこと」

春木裁判原告代表　福田晴香（小六）

私は「健康」ということはとてもだいじだと思います。そして「生きる」ということもだいじです。そのふたつを、電磁波は失わせるかもしれません。ここで危険かもしれない電磁波をあびてはいられん、裁判できちんと言っておきたいことは言っておかんといけん！　と思い、ここに立つことにしました。

この裁判で自分の将来が決まるのかもしれない。いや自分だけでなく、この地域のたくさんの子どもたちの将来が決まるのかもしれない、と思っています。電磁波が有害だったとわかり白血病やがんになったら、それこそ一生の終わり。さいわいにもこの電波塔から出る電磁波に危機感をもち、子どもを守ろうと立ち上がってくれた地域の方々がいて、弁護士さんがいて、いろいろな人がいて、今こうしてチャンスを与えられている気もします。

またNTTドコモ九州の「おどし」や「うそ」も許せません。そんな中で、私も「何かせんといけん」という気持ちがわいてきました。だから法廷で意見を述べようと思いました。

まず、春木川地区についてです。この春木地区や春木川校区は、大勢の子どもが住んでいたり、幼稚園や学校に通っています。その中で将来へ向けて努力している人はいっぱいいます。努力をつみ重ねつみ重ね、やっとおとなになり、社会へ出たときにがんになったり白血病になって、途中で夢をたたれたらどんな気持ちになるか想像してください。

　もし電磁波が有害だったらと考えると、とてもこわいです。電磁波を流して電磁波が有害だったら、もしかすると私は、おとなになって友だちが白血病になったこととかを耳にすること、になるかもしれません。だれだって知り合いが苦しんだりするところなんて見たくないし、そう式やお通夜なんてしたくない。しかもまだ若い人のは。自分だって例外って言えなくなるかもしれないし、考えるとこわい。そうなると、これから生まれてくる人も同じになるのではないでしょうか。

　さらに、この電波塔のことについてNTT側は理にかなっていません。「安全だ、安全だ」と言ってるくせに実験のひとつもしていない。ただ決め言葉は、「国の基準の三〇〇〇分の一ですから安全です」と。

　私が聞くとただ「国の基準」という前例からみて、たいそう甘そうなものにすがっているだけで、人の命に対して無責任すぎる。そんなことじゃ、危険かもしれなくて、健康や夢、将来、そして命をもうばいそうなものを、「はいはい」とひとこと言って許す人はいないでしょう。

そうか！　NTTドコモ九州は、別に電磁波の安全研究なんてしなくても、新しくて、画面の質もよくって若者が飛びつきそうなケータイの開発研究をしていれば、お金ほくほくですね。さらにまた気づきました。この地域の子どもたちが「実験動物そのもの」だと。そして電磁波を流すことは実験なんじゃないかと。でも、そんな実験のために命をあずけるなんてできない。

私たちは夢や志をいだき、これからの人間社会をつくっていく子どもたちです。お金大好きで人の命なんてどうでもいい人の金もうけや実験の道具になって死んだりするために生まれて、今まで生きてきたんじゃないんだ！

さらにまた、おかしく道理はずれなことがある。ふつう、危険があったり危険かもしれないことはさけて通ると思います。ましてや、危険だったときは命も奪うし、からだの自由も奪う。それに、たいへんな迷惑は、NTTドコモ九州側ではなく周辺住民にかかります。NTTドコモ九州は、この電波塔が使えなくなるまで金もうけができます。

これっておかしくないですか。研究もせず、国の基準のことしか言わない無責任なひきょう者が、命を失うかもしれないこの電波塔のことを、おし進める権利はないと思います。

第三章　地裁段階での審理と連携

続々と基地局裁判、地裁段階の立証

(1)　基地局裁判五件が連携して

連帯した傍聴支援とネットワーク運動

沼山津と御領の二つの地区で始まった基地局裁判は、ネットワークの運動の中で五地区に増え、連絡を取り合いながら連帯して取り組めるようになった。

熊本市の三地区の裁判は熊本地裁で開かれ、三つの原告団のほか、地元の支援者、三潴からの応援、そして県内の基地局反対住民が駆けつけ、一番大きな法廷を埋め尽くした。また、裁判終了後の報告集会は、毎回、最新情報の学習とにぎやかな交流の場になった。

三潴裁判は、福岡地裁久留米支部の定員三〇人ほどの法廷で開かれ、地元の支援者も多く、久留米市内の基地局反対住民、熊本市の原告団も参加し、いつも定員をオーバーしたが、原告を弁護士席に詰め込んで、全員の傍聴のもとで開かれた。原告代理人の馬奈木昭雄弁護士は、いつも提出書類について短いが的確な説明の弁論をされたので傍聴者には分かり易い法廷だった。

別府市春木の裁判は、大分地裁で開かれた。当時、まだ大分に基地局反対運動が少なく、また、熊本・三潴からも遠距離であるため、ネットワークの傍聴支援は少なかったが、原告の子どもの両親が代理人になっていて傍聴した。

夏休みの二〇〇二年七月五日、大分地裁の大法廷で原告代表の小学校六年生の女の子が「私が裁判で言いたいこと」と題して意見陳述を行なった。（六九頁参照）堂々としたものだった。大法廷を埋め尽くす傍聴者一〇〇人の半分は子どもたちだった。

どの裁判の原告も初体験であり、最初に驚くのは通常の口頭弁論の短さだった。主に原告・被告の提出書類の確認と、次回期日を決めて終わりである。その時間二～三分程度で終わることもある。そこで熊本地裁の裁判の日は、せっかく集まるので、事前に各地の反対運動住民の要求事項をまとめた要望書を準備して九州総合通信局交渉を組み合わせた。およそ三〇回ほどの交渉は、大半が裁判期日との組み合わせであった。自治体（熊本県・熊本市）交渉も計画して実行した。

地裁段階での立証

▽地裁段階での立証／証人尋問調書は共有の証拠

裁判の中でいろんな証拠を提出するが、この証拠の中で重要なものについては専門家を証人として申請し、証人尋問で裁判官に証拠を説明する立証が重要になる。

ここでは、原告住民のために証人を引き受けて頂き、裁判所で採用になって証言した方々を紹介する。電磁波関係では、被告側が専門であるのに、電磁波の安全性の立証には消極的で、なぜか証人を立ててこなかった。やむなく、原告側が被告側の立場の人物を証人（通称「敵性証人」）として申請せざるを得なかった。この「敵性証人」も含めた。

この証人尋問の速記録は、裁判所で「証人尋問調書」としてまとめられ、これは重要な証拠となる。電磁波問題への証言には、すべての裁判に共通する重要な指摘が含まれているため、実質延べ六人で行なわれた電磁波関係の証人尋問調書は他の裁判にも証拠として提出され、裁判の審理の過程で大いに活用された。具体的な証言の内容などは、第二部の訴訟別報告を見て頂きたい。

▽鉄塔倒壊の危険性

沼山津裁判では、電磁波の健康影響も争点の一つであったが、鉄塔建設予定地が地下水の豊富な湧水地帯で地盤が極めて軟弱であること、近くに布田川・口奈久断層という大きな活断層がある特殊事情から、立証の重点を鉄塔倒壊問題に置いて争った。証人には国土問題研究会の地質学の志岐常正先生と地盤の性質について奥西一夫先生に証人として証言して頂いた。

また、御領裁判では、鉄塔基礎施工のずさんな工事について、地盤について松本幡郎先生に、土木工学・防災工学の立場から村田重之先生に証言して頂いた。この村田証人の「埋込み杭施工指針」に反するという指摘に対し、被告会社側は、この「埋込み杭施工指針」作成委員会の委員長を務めた榎並昭氏を証人に立て、反論してきた。ずさんな工事を戒めるために「指針」を作成した人物が、自ら作成した「指針」に違反する証拠写真を見せられて、とぼける姿に呆れた。

表5　一審段階の5つの裁判で原告側申請の主な証人

（年月は証人尋問の時期。肩書きは当時のもの）

【沼山津裁判】（2001年10月～2002年3月）
志岐常正（国土問題研究会・京都大学名誉教授）
奥西一夫（国土問題研究会理事長・京都大学名誉教授）
【御領裁判】（2001年7月～2002年9月）
松本幡郎（元熊本大学教授・理学博士・日本地質学会西日本支部名誉会員）
村田重之（崇城大学教授）
荻野晃也（京都大学工学研究科原子核工学教室講師・理学博士）
三好基晴（ホスメック・クリニック院長・医学博士・臨床環境医）
【三潴裁判】（2004年3月～2005年2月）
荻野晃也（電磁波環境研究所・元京都大学講師・理学博士）
野島俊雄（北大教授・生体電磁環境研究推進委員会疫学調査分科会委員・元NTTドコモ社員）
【楡木裁判】（2006年1月～10月）
荻野晃也（電磁波環境研究所・元京都大学講師・理学博士）
坂部　貢（北里大学教授・北里研究所病院臨床環境医学センター長）松本幡郎（元熊本大学教授・理学博士・日本地質学会西日本支部名誉会員）

▽電磁波の健康影響

御領裁判では、電磁波とアトピー性皮膚炎の関係を研究されていた医師・三好基晴先生に証人を引き受けて頂き、荻野晃也先生とともに証言して頂いた。

三潴裁判では、荻野先生の他に数名の証人申請をしたが、荻野先生と野島俊雄氏が証人として認められた。野島俊雄氏は、肩書きのとおり総務省側・ドコモ側の立場の人物であり、敵性証人として申請された。

野島証人の尋問は、二〇〇四年一〇月～二〇〇五年二月、テレビ電話方式の尋問も含め、三回の尋問が行なわれ、ドコモ・総務省側がどのような根拠で「携帯電磁波の安全性」を主張しているかを知る上で大きな役割を果たした。

楡木裁判では、荻野先生の他に医師の証言を得たいと努力する中で、二〇〇五年七月久留米市で開かれた第一四回日本臨床環境医学会の電磁波シンポジウムに弁護団の原啓章弁護士と原告数名が参加し、事前に手紙を出していた坂部貢先生と面談が叶い好反応を得た。正式に上京して引き受けて頂き、二〇〇六年一〇月、東京の北里研究所病院での所在尋問の方式で証言をして頂いた。

荻野先生には、各裁判で証言を頂いているが、御領裁判（二〇〇二／九）が最初で「電磁波とは何か」の基礎的知識も含めた証言を、三潴裁判（二〇〇四／一）では「ニール・チェリー意見書」（後述）に限定して、楡木裁判（二〇〇六／一）は「最近の電磁波に関する研究状況について」という課題で証言をいただいた（表5）。

(2)　二〇〇五年春に、新たに三件の基地局裁判が

二〇〇五年春、時を同じくして三つの裁判が起こっていた。霧島裁判（一月）、美和台《みわだい》裁判と荘園《そうえん》裁判（二月）である。これまでの裁判はネットワークの会員が起こした裁判であったが、この三件はこれまで交流がなかったため、新聞報道などで裁判への提訴等を知り、情報交換と交流が始まった。特に霧島裁判は二〇〇六年になって裁判の情報を入手した。

これらの裁判は三件ともドコモであった。先にも紹介したドコモの住民無視の企業体質が、第三世代のシェア獲得競争が激しい環境の下で更に悪質化している対応が、背景にあるのではないかと考えられる。

全国に比べ九州に基地局裁判が多発し、しかもドコモに多い事実は、九州に責任を持つべき九州総合通信局が、このドコモの理不尽な基地局建設のやり方に何らの対策も行なわず、これを容認・助長させてきた事実を明快に示すデータであった。その意味で一連の紛争に対する九州総合通信局の責任は重い。

また、今回裁判が起こった福岡市には携帯三業者と市長が取り交わした「携帯電話中継鉄塔の築造に関する協定書」（二〇〇三／一一／七締結）があり、別府市にも携帯基地局建設をめぐる紛争回避対策を盛り込んだ「別府市環境保全条例」があったが、全く役に立っていないことを示した。

▽鹿児島県霧島市

霧島裁判は、東京在住のXさんが起こした裁判だった。

Xさんは、定年後の終の棲家を故郷の鹿児島で暮らそうと計画、霧島屋久国立公園内の眺めの良さに感動して分譲地を購入した。二〇〇四年一二月、友人からこの土地の前にドコモが鉄塔を建てていると連絡が入った。現地に飛び、ドコモに対し工事中止を申し入れたが聞き入れられず、やむなく鹿児島市の白鳥努弁護士を代理人として、二〇〇五年一月二七日、工事差止の仮処分を裁判所に申し立てた。しかし、審尋が開かれた時には既に工事は完成しており、「申し立ての利益がない」として、二〇〇五年二月に申し立ては却下された。

Xさんの土地は四〇mの鉄塔の真下という感じになり、事前に何らの相談もなく、せっかくの景観も損なわれることから、同年七月一日、鹿児島地裁にドコモを提訴した。訴状では、①眺望権の侵害、②電磁波の問題、③倒壊の危険性という三点を争点として争っている。

▽福岡市東区美和台

二〇〇五年二月一八日、福岡市東区美和台の住民が前日に着工したドコモの第三世代携帯基地局の工事差し止めを求めて福岡地裁に仮処分を申し立てた。

美和台では二〇〇四年五月に基地局建設計画が発覚して以降、住民の反対運動が起こり、九〇〇〇人の署名を集め市議会に請願を行なった。福岡市では同年一月から窓口を設置することになり、二月一六日、美和台の件について調整役として対話の場をドコモに申し入れた矢先の工事開始であった。このことに美和台住民が怒って工事差止仮処分申請となったものである。

この訴訟は、審理の途中に基地局ができてしまったために、申し立て理由が消滅してしまった。

▽別府市荘園町

二〇〇五年二月二五日、別府市荘園《そうえん》町に建設中のドコモの携帯基地局周辺住民二〇人が、健康被害の予防を求めて操業の差し止めの訴訟を大分地裁に起こした。

ここ荘園地区は、二〇〇m以内には、旧国立の大病院が二つ、更に鶴見養護学校に付属する先進医療発達センター病院や鶴見台病院もあり、また、近くに県立の養護学校が三つあり、保育所や児童館など公共施設が目白押しの環境のよい文教地区・風致地区である。少し離れた地域に

表6　霧島・荘園裁判で原告側が申請した証人
（※本人尋問を除く、肩書きは当時のもの）

【霧島裁判】（証人尋問2007年10月～2008年2月）
　奥西一夫（国土問題研究会理事長・京都大学名誉教授）
　荻野晃也（電磁波環境研究所・元京都大学講師・理学博士）
【荘園裁判】（証人尋問2008年4月、6月）
　本堂　毅（東北大学大学院理学研究科助教）

は空き地もたくさんあるのに、この住宅地域の真ん中にドコモは第三世代携帯基地局を建設してきた。地区の住民は一一八三人の署名を集め、周囲一〇〇m以内では九五％の住民が反対した。

電磁波による人体影響が未確認であり、予防原則の立場から安全が確立するまで待つか、なるべく影響の少ない場所を選んで建設すべきであるとして、住民はドコモの企業倫理が許せず、裁判に踏み切らざるを得なかった。

新たな三訴訟の審理の経緯と連帯

新たに加わった三訴訟のうち、美和台裁判は審理の途中に申し立て理由が消滅したことで裁判がなくなったため、以下、霧島裁判と荘園裁判についてまとめた。霧島裁判への傍聴支援は鹿児島の会員が少なく、遠距離で難しかったが、荘園裁判には、春木裁判の原告や大分のネットワーク会員が傍聴した。霧島裁判と荘園裁判の地裁段階の審理の主要な部分は以下のとおりである。

▽**霧島と荘園の両裁判の立証**

霧島裁判の立証では、最初に二〇〇七年一〇月、鉄塔倒壊の危険性を鑑定した国土問題研究会の意見書について奥西一夫先生が、また、同年一一月と翌年二月の二回、電磁波問題の最新知見および国際的な最新動向について荻野晃也先生が、それぞれ証人尋問に出廷し証言された。

荘園裁判の立証では、携帯電話の有害性を指摘したREFLEX報告（EU七ヵ国共同研究）に着目し、この報告に詳しい東北大学の本堂毅先生が証人に採用され、二〇〇八年四月と六月の二回、証人尋問が行なわれた。この証人尋問では、法廷で映像を使って傍聴者にも分かりやすく尋問が行なわれ、REFLEX報告の概要、これと比較した日本の総務省の研究の違いや矛盾、電波防護指針値の作成過程への疑問なども証言された。

反対尋問の際、ドコモ側からYES／NOでの回答を求められたが、本堂証人は「科学者として、説明抜きの回答はできない」ときっぱり。総務省の一連の研究への質問に対しては「誰が、いつ、どこで行なった研究か不明であり、科学的根拠があるか判断できない」と明快だった。科学の正しい理解についても言及した証言は、傍聴者にも大いに勉強になる証人尋問だった。本堂先生の証人尋問調書はすべての裁判で活用された。

電磁波の健康影響をめぐる争点での攻防

ここでは、全訴訟に共通する「電磁波の健康影響」について地裁段階の争点の攻防についてまとめてみた。

二一世紀になって電磁波問題での健康リスクに対する懸念が世界的に広がる中で、「予防原則」の立場から基準値をより厳しくしたり、政策として「子どもの携帯電話使用への注意喚起」等の予防方策を実施する国が増えてきた。二〇〇四年四月には、フランス憲法に「予防原則」の規定が挿入されるなど、科学的不確実分野の健康リスクに対する予防方策が、世界的に強化されていく。

（注）：「予防原則（Precautionary Principle）

ある行為が人間の健康あるいは環境への脅威を引き起こす恐れがある時には、たとえ原因と結果の因果関係が科学的に十分に立証されていなくても、予防的措置（precautionary measures）がとられなくてはならない。」（一九九八年一月二六日ウィングスプレッド声明より）

ここでは、基地局裁判の争点である携帯電磁波の健康リスクが、裁判の時間経過と並行して次々と発表され、国際的に予防原則を採用する流れが強まっていること、その中でＷＨＯの対応、日本政府の対応、被告・電話会社の主張の問題点などを振り返ってみた。年次幅が広いため、事実関係が多少前後する場合があるが、ご容赦願いたい。

(1)　世界的研究者ニール・チェリー博士の意見書を提出

ニール・チェリー意見書については、二〇〇二年当時の電磁波の健康影響研究の全体像を記録した貴重な記録であり、この意見書の入手と翻訳の事業は、ネットワークと原告団が初めて手がけた大事業だったので、少し詳しくまとめた。

ニール・チェリー博士から意見書届く

二〇〇二年五月、東京両国の国技館の隣にある江戸東京博物館で、ガウスネット主催の「電磁波問題国際フォーラム」が開かれた。熊本からは御領裁判の原告二名が参加した。その時の発言者として来日されていたチェリー博士と昼食のとき同じテーブルで話す機会を得た。通訳を通じて、この時、九州における五カ所の基地局裁判のことを話したところ、興味を示された。

チェリー博士は、環境問題が専門で、リンカーン大学（NZ）など、四つの大学の教授や講師であり、オランダ政府や世界銀行などの科学顧問もされていた。携帯電話基地局問題の研究では第一人者で、ザルツブルグ国際会議で携帯電話基地局に関わる二つの研究を発表されており、当時、有名になった米国の携帯電話訴訟でも活躍されていた。

御領裁判の弁護団との打ち合わせの中で、ぜひ意見書をお願いしようということになった。ガウスネットの懸樋哲夫さんに連絡先のメールアドレスを教えてもらい、素早い対応で意見書についてOKの返事を頂いた。担当した寺内大介弁護士と博士のやり取りがあった後で、二〇〇二年一〇月、驚いたことに一三八頁（原文）に及ぶ詳細な意見書が、メールにPDFで添付され送られてきた。

この意見書の表題は「九州ネットワークのための意見書　～携帯電話タワー建設の場合におけ

る電磁波の健康に及ぼす影響」となっていた。

この意見書はニール・チェリー博士の遺言

問題は、この意見書の翻訳だった。裁判に提出するためには時間が勝負だったので、翻訳業者に持って行ったところ膨大な費用が掛かることが判った。やむなく、ネットワーク総動員で翻訳を担当してくれる人を捜した。英語の教師、英語の通訳、大学院生など多彩な一〇名に分担して翻訳をお願いした。荻野先生にはお忙しい中、「自分で翻訳するより三倍の労力が掛かった」という素人翻訳の監修を短期間に集中的に引き受けて頂き、訳文の校正作業、図表への翻訳文字の貼り込みなど、みんなで手分けして作業を行なった。

この翻訳作業の最中の二〇〇三年五月、ニール・チェリー博士の訃報が届いた。この意見書はまさにチェリー博士の遺言だった（荻野先生談）。世界の人々に携帯電磁波有害説の警告を発してのご逝去だった。

その後、翻訳作業を終え、荻野先生の最終的な監修も終えて「ニール・チェリー意見書」として九州の裁判に提出することができたのは、二〇〇三年六月だった。実に翻訳に八カ月を要する大事業だった。春木の裁判には間に合わず、他の四つの裁判に提出した。

二〇〇四年三月、三潴裁判でこのニール・チェリー意見書に限定して荻野晃也先生の証人尋問が実現し、この証人尋問調書が他の三件の裁判でも、この意見書の解説として裁判所に提出さ

図3　携帯電話と基地局の動き

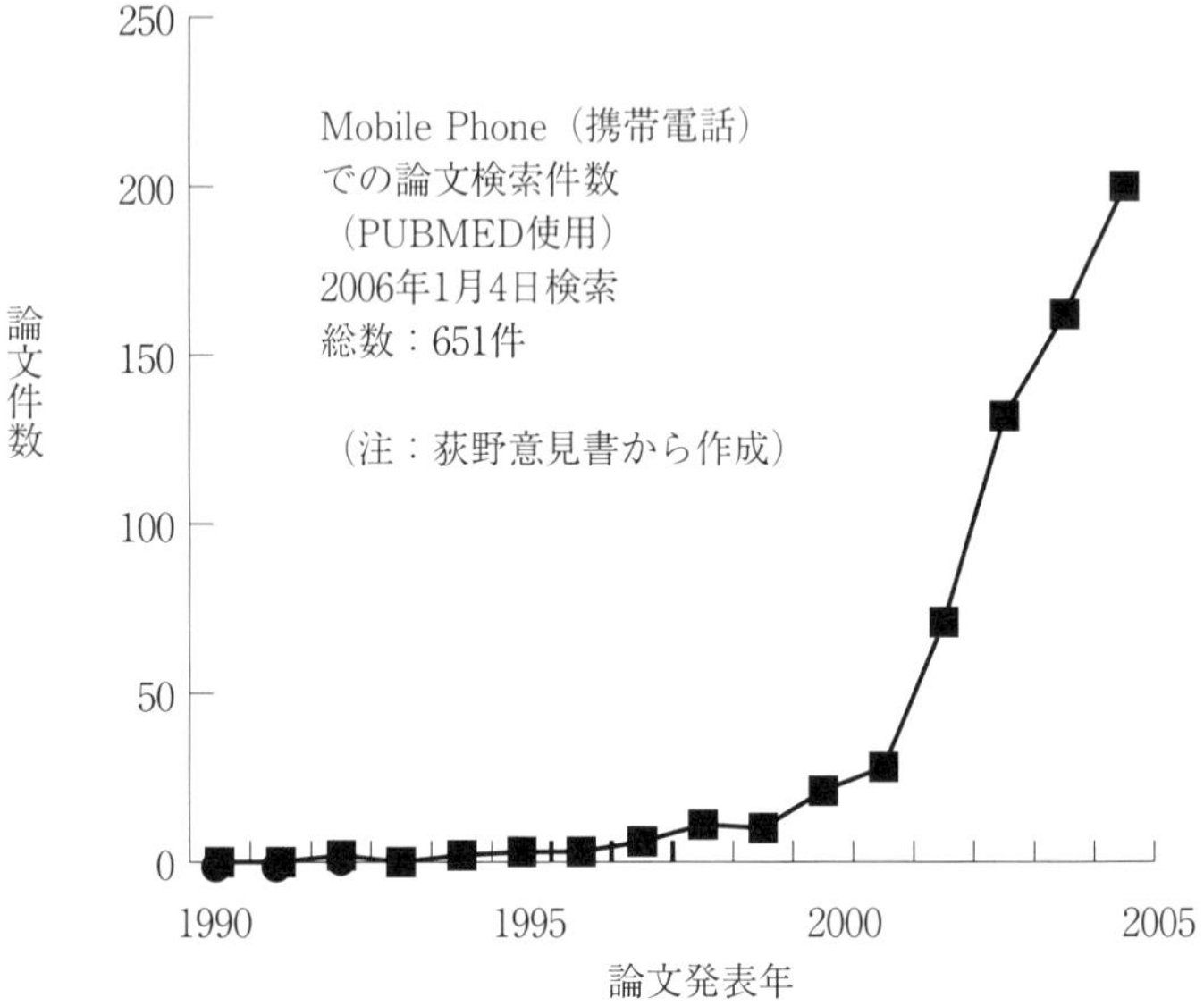

れ活用された。なお、この意見書は荻野先生の薦めもあって、二〇〇五年に冊子化して発行することになる（後述）。

(2)　裁判と並行して進む健康影響研究Ⅰ

荻野先生が楡木裁判への意見書の中で、世界最大の医学分野の「検索ツール」である「Pub Med」を使用し、「携帯電話」つまり「Mobile Phone」をキーワード入力にして、二〇〇六年一月四日時点での文献数を調べられた。その結果が図３である。携帯電話に関する医学分野の研究論文は六五一件あり、この多くは、二〇〇二年以降になって急速に進み

表7　世界の研究の進展と国等の動き（2003年～2005年）

2003年3月	パリ市が携帯電話基地局からの電磁波強度を2V/m（1.06μW/㎠）に規制
2003年4月	サンティニ（フランス）が「基地局周辺住民の調査研究」発表、「民家から300mは離すべき」と指摘
2003年9月	オランダ政府委託のTNOレポートで第3世代携帯基地局からの電波で健康影響の可能性指摘
2003年11月	ナバロ論文（スペイン）「マイクロ波症候群：スペインにおける予備研究」を発表
2004年4月	ウォルフ論文（イスラエル）「携帯電話基地局周辺でのガンの増加」を発表
2004年4月	イーガ論文（ドイツ）「ガン障害に関する携帯電話放射塔の近くの身体影響」を発表
2004年6月	フランス議会で「予防原則」を国の憲法に入れる投票があり、賛成328、反対10、棄権194で可決された
2004年10月	オベルフェルド論文「マイクロ波症候群：スペインにおける研究の進展状況」を発表
2004年10月	スウェーデンの国立カロリンスカ研究所が「携帯電話を10年以上で聴神経腫瘍が2倍」を発表
2004年12月	EUが出資した7ヵ国12研究グループによる共同研究「REFLEX最終報告」出る
2005年1月	英国放射線防護局は携帯電話に関する報告書を発表し、携帯端末と中継基地局に対して予防方策を勧告
2005年3月	フランス国会で6月に採択された「予防原則」の規定が、憲法の環境憲章に明記され成立
2005年6月	木俣肇論文「携帯電話の放射線がアレルゲンの特異的IgE産生を増やす」を発表

はじめている。このことは、ＷＨＯにプロジェクトが設置され、科学的知見の空白部分を埋めるための研究が奨励され、その成果が二〇〇二年から現われ始めたと見ることができる。

二〇〇三年～二〇〇五年の研究から携帯電話関連の主要なものは表7に示す。

この他にも多くの「リスク有り」の論文の最新情報を荻野先生が見つけ、翻訳して頂いたアブストラクトの部分を裁判で活用した。必要なものについてはネットワークの裁判支援として支援者に全文の翻訳を依頼した。これらの研究論文や報告書は、原文と翻訳（アブストラクト翻訳を含む）を、すべての裁判で活用した。

(3) 役割を発揮していないＷＨＯ国際電磁界プロジェクト

一九九六年、ＷＨＯは国際電磁界プロジェクトを設置し、「科学的知見の空白を埋める」努力を開始し、研究論文が急速に伸びてきた。「リスクあり」の研究論文も次々に発表されてきた。

二〇〇〇年当時は新しい研究があるとＷＨＯは敏感に反応してファクトシート№一九三「携帯電話とその無線基地局」の内容を変更していたが、その後、幾つか文書が出されるが、書き方がおかしくなっていった。

二〇〇五年のファクトシート「電磁過敏症」（№二九六）では、電磁波過敏症（ＥＨＳ）の存在を認めながら「ＥＨＳの症状を電磁界ばく露と結び付ける科学的根拠はありません」、二〇〇六年のファクトシート「基地局および無線技術」（№三〇四）では、「基地局……からの弱いＲＦ信号

表8　WHOの電磁波関連の発表文書（1996年〜2007年）

1996年5月	WHO、国際ＥＭＦプロジェクトを設置
1998年5月	WHO-factsheet「国際EMFプロジェクト」(No.181)／リスク評価のため科学的知見の空白部分を埋める
2000年3月	WHO　背景説明「用心政策」を発表
2000年6月	WHO-factsheet「携帯電話とその無線基地局」(No.193改訂)／判断までの間、予防的処置を推奨
2001年6月	国際がん研究機関（IARC)、評価基準で極低周波を「発がんの可能性がある；2B」に分類
2001年10月	WHO-factsheet「超低周波電磁波とがん」(No.263)
2005年12月	WHO-factsheet「電磁過敏症」(No.296)
2006年5月	WHO-factsheet「基地局及び無線技術」(No.304)／健康へ有害という科学的証拠はない
2007年6月	ＷＨＯ、超低周波電磁界に関する「環境保健基準」発表／慢性影響に言及、電磁界の低減について勧告
2007年6月	WHO-factsheet「超低周波電磁界へのばく露」(No.322)／長期的影響の証拠は弱い

が健康への有害な影響を起こすという……科学的証拠はありません」を発表した。

また、二〇〇七年、ＷＨＯは超低周波の「環境保健基準」を発表したが、同日に、この「環境保健基準」の内容を薄めるファクトシート「超低周波電磁界へのばく露」（No.三二二）を発表した。当時、経済産業省では、磁界規制のあり方を検討する「ワーキンググループの会合」が開かれており、この委員の大久保千代治氏は「ファクトシートがＷＨＯの正式文書だ」と称し、日本は磁界規制の検討の中で「環境保健規準」の勧告を無視した。

被告の会社側は裁判の中で、このようなＷＨＯ文書と日本の基準値の根拠となっているＩＣＮＩＲＰガイドラインを証拠として出してきた。

ＷＨＯは加盟各国政府代表の総意で運営され、運営費は加盟各国が負担している。日本政府はＷＨＯ予算の二〇％を突出して負担しており、アメリカの二五％に次いで第二位であり、日本政府の発言権はＷＨＯの中では大きい。

日本政府がＷＨＯの発表文書に影響を及ぼさない保証は見あたらないことを記しておきたい。

長期影響の曝露制限に適さないＩＣＮＩＲＰガイドライン

裁判の中で被告側が出してきた国際非電離放射線防護委員会（ＩＣＮＩＲＰ）のガイドライン（一九九八年）の「曝露の制限の根拠」には、「本ガイドラインは短期的曝露による即時的な健康影響、……に基づいている。

被曝の長期的影響の可能性について、……、得られているデータは曝露制限設定の根拠とするには不十分である」と書かれ、長期的な曝露による影響の可能性は未確認という内容であり、不安を抱く基地局周辺の住民に適用できるガイドラインではなかった。このことは、このガイドラインに準じた日本の「電波防護指針」にも言えることでもあった。

（注）国際非電離放射線防護委員会（ＩＣＮＩＲＰ）という組織

民間国際組織で、ＷＨＯ（世界保健機関）の協力機関の一つ。一九九二年にＩＲＰＡ（国際放射線防護学会）から独立した専門組織。国際産業界や政府機関の影響を色濃く反映しており、当然、規制を求める市民団体からは「企業寄り」の批判を受けている。

(4) 日本政府の対応／「電波防護指針」をめぐって

古すぎる「電波防護指針」

裁判では、日本の「電波防護指針」が古いことが、荻野先生の意見書によって指摘され、その根拠は明快であった。

現行の法律の根拠となっている「電波防護指針」は、一九九〇年の「電気通信技術審議会」の「答申書」が基本になっていた。その「答申書」の末尾の「参考文献」(四六件)は、すべて一九八九年以前の古い文献であった。一九九六年に「調査研究会」が設けられ「電波防護指針」の見直しが検討されたが、基本的には変更する必要がないという内容だった。これが、二〇〇一年に電波法を改訂して法制化され、現在の規制値になっていた。これらのことが、世界的で研究が進むなか、古すぎる「電波防護基準」という指摘は説得力があった。

二〇〇七年の「報告書」で「電波防護指針」の延命策

ＷＨＯに国際電磁界プロジェクトが設置された翌年の一九九七年、総務省に生体電磁環境研究推進委員会が設置された。

二〇〇一年、生体電磁環境研究推進委員会は「中間報告」を発表した。

冒頭に、電波の人体影響について「世界各国で五〇年以上に及ぶ研究成果が蓄積されてきており、……」、「電波防護指針値を下回る強さの電波によって健康に悪影響を及ぼすという確固たる証拠は認められないとの認識で一致している」と書かれ、結論は「現時点では電波防護指針値を直ちに改訂する必要はない」と結んでいた。また、中間部分に「予防原則」について「これは科学的な根拠に基づかないもの」という記述があった。

この「中間報告」は、この委員会のメンバーが、「科学的知見が空白」というＷＨＯとは異質で、国際的に認知が広がっている「予防原則」に反対し、現行の「電波防護指針」擁護派の集まりであることを自ら語っていた。

この生体電磁環境研究推進委員会では、一〇年間に国費を使って国際的に懸念された電磁波による健康リスクの再現実験等を実施した。その七件の研究結果は、すべて「影響は認められないことを確認した」だった（表９参照）。

「生体電磁環境研究推進委員会」が行なう調査研究は、「電波の安全性に関する調査」という予算で、「財団法人テレコム先端技術研究支援センター」に丸投げされていた。事業費は単年度四億二一〇〇万円（二〇〇六年度）で、一〇年間で約四〇億円にもなる額であった。この財団法人の組織は、役員や賛助会員にはＫＤＤＩやドコモなどの幹部や情報通信関連企業名がぞろぞろ。これらの企業群に、企業にとって不利益につながる研究を委託して、信頼できる調査研究が得られるはずはない。このような調査研究を「公平・中立」と称して、一〇年間も続けて来た日本政府の不見識に驚くとともに、このようなことが通用している日本の現実を知った。

表9　総務省「生体電磁環境研究推進委員会」の経緯（1997年〜2007年）

1997年10月	総務省、「生体電磁環境研究推進委員会」を設置・開催
1998年 9月	携帯電話の短期ばく露では脳（血液－脳関門）に障害を与えず
1999年 9月	熱作用を及ぼさない電波の強さでは脳（血液－脳関門）に障害を与えず
2001年 1月	「生体電磁環境研究推進委員会」の中間報告
2002年11月	携帯電話の電波による課題学習能力への影響は生じないことを確認
2003年10月	携帯電話の長期使用が脳腫瘍の発生に及ぼす影響は認められないことを確認
2003年12月	携帯電話の電波が脳微小循環動態に及ぼす影響は認められないことを確認
2005年12月	携帯電話の電波による脳内でのメラトニン合成への影響は認められないことを確認
2007年 2月	携帯電話使用と聴神経鞘腫との関連性に関する疫学調査結果
2007年 4月	「生体電磁環境研究推進委員会報告書」の公表

二〇〇七年四月、委員会はこれらの結果等をまとめた「生体電磁環境研究推進委員会報告書」（以下「報告書」という）を公表した。この冒頭にこの委員会の「主な目的は、電波防護指針の妥当性評価である」と書かれていた。そして「第七章まとめ」には、「現行の電波防護指針についての検討も行ない、電波防護指針値の根拠について大きな問題はないことを確認した」と書かれていた。

裁判では、この「報告書」により「古い電波防護指針」の延命策が図られ、被告の会社側は、ＷＨＯやＩＣＮＩＲＰの文書とともに、この「報告書」を証拠として最大限に活用し、提出してきた。

なお、この報告書には、世界的な研究の進展と国際的な動きへの逃げ道も用意されていた。「第七章　まとめ」の続きには、「ＩＣＮＩＲＰは、ＷＨＯによる高周波電磁界の健康リスク評価の報告を待って、高周波電磁界に対する国際ガイドラインの改訂を行なう予定である。したがって、国際ガイドラインの改訂までは、現行の電波防護指針を継続して運用することが適当と考える」と主体性のかけらもない報告であった。

(5)　日本の遅れた対応を助けるマスコミの役割

世界的に電磁波による健康リスクの研究が進み、それに伴う欧州の新しい動きなど、日本ではなぜか新聞もテレビも報道しない。

この理由についても情報がある。別府市春木のドコモの住民説明会を取材したテレビ局があった。この映像が変電所建設反対運動と組み合わされて放映されたのは関東だけだった。春木の住民がぜひ地元でも放映して欲しいと伝えたら、「東京電力がたまたま原発トラブルでコマーシャルを自粛していたので放映できた」とのこと。これはコマーシャルとの関連の事例である。

ＷＨＯの超低周波電磁波の「環境保健基準」が発表される前年に、これに向けて、『朝日新聞』がチームを組んで電磁波の健康影響の全国取材を行ない、掲載の期日まで決まりながら企画全部が没になった事例もある。

また、後述の文部科学省の「兜研究Ｃ判定問題」で、この人命に関わる重要な研究の報道が発表前に抹殺されたことなども考え合わせると、電磁波の健康リスクを報道させない大きな力が背後で動いていることを予感させるに十分な根拠があると言える。報道現場の記者諸君は真実を伝えようと頑張っているが、福島原発事故で話題になった「原子力ムラ」と同じで、本体の報道機関が権力や企業に迎合し、その幹部の頭が腐ってきているようだ。裁判をやる中で学んだ教訓の一つである。

▽文部科学省の兜研究を「C」判定にした問題

少し遡るが、二〇〇二年八月、朝日新聞一面トップに「小児白血病 電磁波、発症率に影響」と掲載された。これは日本の国立環境研究所で進められている超低周波電磁波と小児白血病との関連を調べる、全国疫学調査の中間解析結果を報道したスクープだった。

この研究はＷＨＯから要請された研究で、故兜真徳氏（二〇〇六年一〇月逝去）が代表者を務める超低周波電磁波の健康影響を調べる大がかりな疫学研究だった。

翌二〇〇三年一月、文部科学省の評価委員会は、この兜研究を最低ランクの「オールＣ」（科学的価値が低い）に判定し、追加予算も削ってしまった。このため、人命に関わる重要な研究であったが、継続調査は打ち切られ、これまでの研究結果も報道されることはなかった。

この兜研究のＣ判定劇については、後に『告発・電磁波公害』（松本健造著・緑風出版）に詳しく書かれている。また、この研究論文は、後述するＷＨＯ極低周波電磁波「環境保健基準」（二〇〇七年六月）の「慢性影響」の部分に大きく貢献し、紹介されている。

兜研究の評価については、後述の御領控訴審の津田敏秀証人尋問でも取り上げられることにな

表10　一審の判決日と裁判長

訴訟名	判決日	裁判所	裁判長
春木裁判	2003/2/18	大分地裁	須田啓之
沼山津裁判	2004/6/25	熊本地裁	田中哲郎
御領裁判	2004/6/25	熊本地裁	田中哲郎
三潴裁判	2006/2/24	福岡地裁 久留米支部	田中哲郎
楡木裁判	2007/6/25	熊本地裁	石井　浩

※春木裁判は仮処分申し立てである。

る。（一二〇頁参照）

地裁段階の判決／基地局裁判が福岡高裁へ

(1)　前半の基地局裁判五件、ことごとく敗訴

各裁判での判決は、原告の努力にもかかわらず、ことごとく住民敗訴だった。春木の場合は、本訴でなく仮処分の申し立てなので六回の審尋で終わり、決定は「却下」だった。他の四裁判は、判決日に二〜三年の開きがあったが、ことごとく原告の請求を棄却するという敗訴判決だった。判断の内容については多少の違いが見られた。訴訟別にその特徴を見ると、以下の通りである。

春木《はるき》裁判

二〇〇三年二月一八日、大分地裁大法廷で「却下」の決定が言い渡された。決定の中では「現時点で電磁波の一般的な危険性の

有無が十分には解明されているとは言えないことからすると、住民側が不安感を抱くことは理解できる」と書かれていた。不本意ではあったと思われるが、原告が子ども達であったため、福岡高裁への抗告は断念した。日本の裁判史上でおそらく初めての「子ども達が起こした裁判」であったが、幕を閉じた。当時の原告もみんな大きくなって、小学六年生だった原告代表はいま大学四年生で将来に羽ばたく日も近い。

沼山津《ぬやまづ》・御領《ごりょう》裁判

御領・沼山津の二つの裁判の判決は、二〇〇四年六月二五日、満席の熊本地裁大法廷で、田中哲郎裁判長から判決が言い渡され、ともに住民の請求が棄却された。

判決理由は「国が定めた防護基準値を十分下回っており、原告の主張は世界的に根拠があるものとして通用しておらず、健康被害の具体的な根拠がない」というものだった。鉄塔倒壊問題については、御領のずさんな工事も、被告側の「指針」を作った証人のごまかし証言を鵜呑みにしていた。住民に説明せず、ガードマン導入による地域住民への暴力行為の権利濫用についても、「それなりの説明をおこなっている」とだけで、被告側を擁護する露骨な不当判決であった。

沼山津、御領の原告団は直ちに住民集会を開き、判決を不服として控訴を決めた。原告者が多い御領では、原告二一六人のうち転居者と死亡者を除く一九七人が控訴人名簿に名を連ねた。

コラム「KDDIの企業体質も九州セルラーと同レベル」

御領訴訟原告　宮嵜　周

　六月二五日の判決報告集会の途中から、KDDI本社に御領・沼山津住民の要請書を届けるために三名が上京した。趣旨は、裁判は九州セルラーを訴えたものであって、裁判の途中でセルラーがKDDIに吸収合併された為、まだKDDIとの交渉の経験がなかった。

　KDDI本社のガーデンエアタワーは三五階建ての巨大なタワービルで、何カ所もある入口すべてに物々しいガードマンが配置されており、びっくりした。

　支援の電磁波問題市民研究会の大久保貞利さん他一名と合流したとき、「九州は凄いな。ビルの守衛に『この警戒は何事です

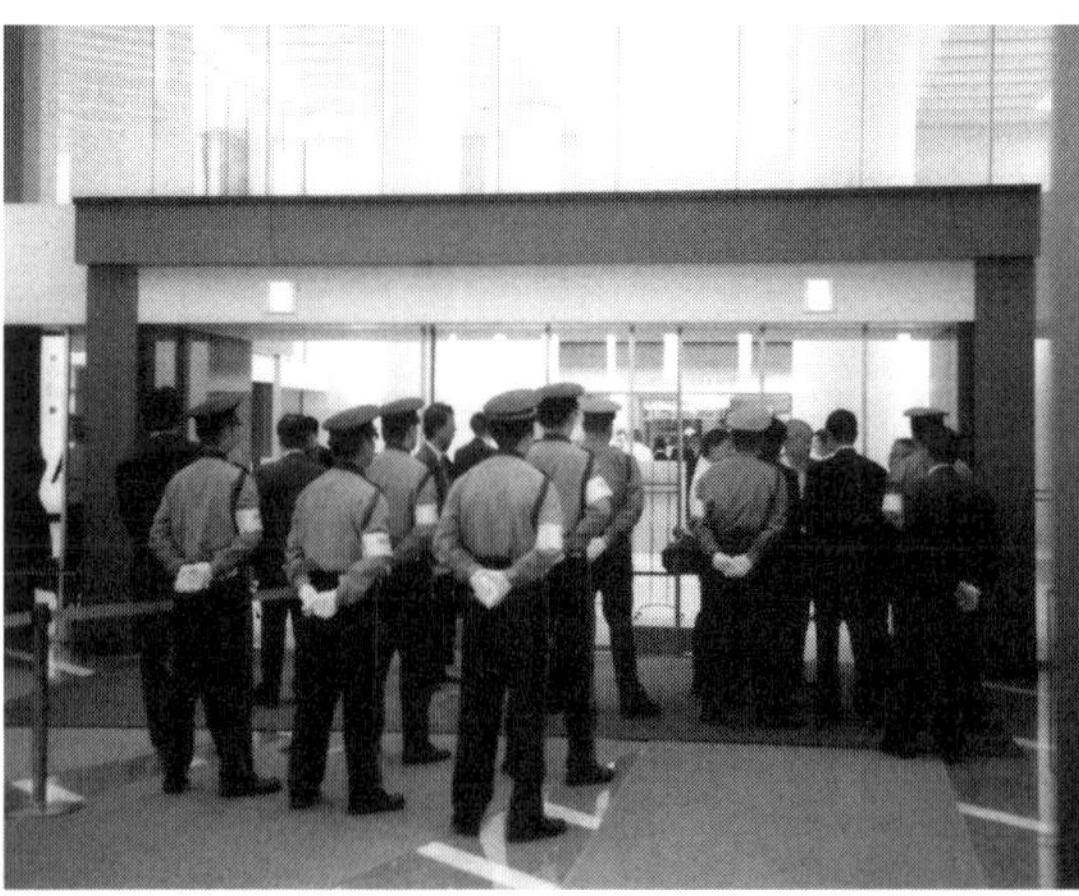

KDDI本社前で入館を阻止された要請団（撮影：大久保貞利）

か？』と聞いたら、『抗議の人が九州から来るようです。こんな事初めてです』と。あんた達のことだよ」と呆れていた。

　KDDI本社の正面玄関には、さらにガードマン十数人、社員十数人が、来所者を一人一人チェックしていた。私たちは、原告団の三名のみで要請書を届けることにした。

　私たちが玄関を入ると社員とその後ろに十数人のガードマンに行く手を阻まれた。私たちが名乗ると「面談・交渉はお断りだ」と入るのを拒否された。

　三人の社員の一人に総務部管理グループの課長の肩書きがあったので、押し問答の中で、増永組のずさんな工事、ガードマンによる暴力的行為、その証拠のビデオと要望書を届けに来たこと等を伝えた。一時間半ほど粘り、暴力とずさんな工事のビデオを「落とし物」として床においてその場を離れた。

　KDDI本社はまともな企業であることを期待しての上京であったが、外見は華やかなKDDIも、その企業体質は旧セルラーと同レベルの企業であることを見せつけられ、心に刻むことができた。

　大久保貞利さんからは、「上京の目的は十分果たせたのではないか」という慰めの言葉をもらって帰路についた。

三潴《みづま》・楡木《にれのき》裁判

三潴は二〇〇六年、楡木は二〇〇七年と、先の判決より二～三年が経過し、新しい調査研究も進んでいるので、判決を期待したが、三潴裁判の判決では、沼山津・御領の判決を下した田中哲郎裁判長が、わざわざ結審の日に福岡地裁久留米支部に赴任し、先の判決と同様にドコモ側の主張を全面的に認めて「本件基地局からの電磁波によって、原告らに健康被害が生じる具体的危険が存在するとは認められない」として住民の請求を棄却した。

三潴原告は福岡高裁に控訴した。

楡木裁判の判決日の一週間前に、電磁波の慢性影響を認めた超低周波電磁波の「環境保健基準」がＷＨＯから発表されたが、これは判決には間に合わなかった。

判決は棄却ではあるが、判決文には「電磁波による健康被害の信憑性を一概に否定できないとしても、現時点においては、具体的な危険があるとまでは認め難い」と書かれ、他の裁判の判決文に比べ、将来に含みを残す判決となっていた。とはいえ、判決は納得できるものではないとして原告は控訴した。

楡木の控訴で、四件すべてが福岡高裁で控訴審として審理されることになった。原告とネットワークの支援者の福岡高裁詣でがはじまった。

(2) 後半二件も敗訴／荘園裁判で会社側に与しない判決

霧島裁判と荘園裁判の判決は、三潴・楡木裁判の判決から二年ほど経過していて、新しい研究などの進展もあり注目されたが、ともに棄却の住民敗訴だった。

霧島裁判の判決は、二〇〇八年九月に鹿児島地裁で判決があり、請求を棄却する原告敗訴の判決だった。霧島裁判は、①眺望権の侵害、②電磁波の問題、③倒壊の危険性の三点を争点としていたが、判断は、①眺望権は、基地局は公共性などから「原告の眺望利益の侵害は受忍限度の範囲内」として、②電磁波及び③倒壊の危険性は、被告側の主張のみを採用して原告の請求を退けた。

荘園裁判では、二〇〇九年二月、大分地裁で判決が言い渡され、請求棄却の住民敗訴であった。

ただ、判決文では、健康被害の発生については、「肯定する多数の実験結果の報告、証言等が存在する一方で、……否定する公的機関の見解等も数多く発表されている」とし、更に「肯定、否定いずれの立場からも、……未だ研究途上であり、……、引き続き研究を継続する必要がある旨の指摘がされている」と被告側の主張に与せず、最後の判断は「現時点では、原告らに対する健康被害発生のおそれの高度の蓋然性（起こる確実性）を認めることはできない」だった。基準値にとらわれない判断で、一歩前進と見ることができるのではないだろうか。

霧島・荘園の両裁判の原告は控訴した。既に控訴審が行なわれていた四件と合わせて、六件の控訴審が福岡高裁（霧島裁判は福岡高裁宮崎支部）で審理されることになった。

コラム一　電波塔裁判について

元春木訴訟原告団代表　福田晴香

春木での電波塔建設反対の裁判からはや一〇年が経ちました。当時小学六年生だった私は、予防原則に従って、安全性が立証できていない物は安全が確認されるまで使用しない、という主張のもとに原告として裁判で証言しましたが、その声が社会に依然として届いていないことに憤りを感じます。あれから一〇年が経ちましたが、今の日本の状況を見回してみると、原発問題など安全性を軽視したために起こった問題が目立ちます。

電磁波についても安全性が確立されないままに多くの電波塔が建設され、その周辺の子どもたちが昼夜を問わず電磁波を浴び続けています。私も春木地区で小学六年生の頃から電波塔から発せられる電磁波を浴びて育ち、さらに下の世代では、生まれた時から電磁波に曝露され続けています。もし大人の利益優先の考え方で犠牲を出してしまった場合、取り返しのつかない事態になることは明白です。私自身も将来、健康被害が出たらと思うと不安です。

誰もが知っているように、命と健康は尊いものです。大学生になり医学を学び、一層その尊さと、そして、命は失えば二度と戻らず、また健康を取り戻すことが必ずしも容易ではなく、病気を予防することがいかに重要であるかを感じています。したがって、未来の子ども等の健康を守ることは、大人の義務であり、その負担を次の世代に背負わせることのないよう、国や企業は予防原則に従って行動するべきであると思います。

コラム二「裁判を通して想ったこと」

春木の住環境と子どもの未来を守る会　事務局　藤原万里

あの時、小学校六年生だった子どもが大学四年生になった。あっと言う間に一〇年の月日が過ぎた。その間多くの方々の努力で状況はかなり変化している。ごく普通の住民が日本を代表するような企業を訴えるという事はどういう事だったのだろうか？　春木の例でいえば、ただこの場所で暮らす子どもたちに「なぜあの電波塔が建つときに大人の人たちは何もしてくれなかったの？」と言われたくなかったということだと思う。自分たちでできる事を考えてやっているうちに気がつけば裁判所の法廷に行くことになっていた。

基地局の裁判を通して、世の中には本当に素晴らしい方がたくさんいること、日本という国は何でもまず経済が優先で色々な事が動いているということ、新聞やテレビなどで報じられている事が真実ではないこと、予防原則という考え方、日本では危険という事を被害を受ける側が証明しなければいけないことなど、本当にたくさんのことを学ぶことができた。この問題が解決するまでにはまだ時間が必要と思う。しかし、いつかみんな笑顔で心の底から頑張ってきてよかったね、と喜びあえる日が来ることを祈っている。

　最後にお世話になった德田先生をはじめ弁護士の先生方、荻野先生、九州ネットワークのみなさん、この問題にかかわったすべての方々に心より感謝してこの文を終わります。

第四章　福岡高裁段階の審理とこれを支える連帯の強化

一審段階での敗訴を受けて、六件の裁判が控訴したため、九州における上級審である福岡高裁（霧島裁判だけが福岡高裁宮崎支部）で審理されることになった。

ここでは高裁段階の審理経過について、その主要な部分を振り返ってみた。

争点の新たな展開と闘う体制の強化

沼山津・御領の裁判が敗訴し、審理の場が福岡高裁に移ることになり、福岡高裁の法廷の傍聴者をどのようにして増やすかが両原告団の共通の課題になった。

もう一点は、この裁判の争点である電磁波の健康リスクについてはまさに研究途上であり、裁判の時間と並行して、時々刻々進展する最新情報を荻野晃也先生のご協力でサーチしていただき、これを学びながらの弁論で、この体制の確立が課題となっていた。

ここでは、この二つの課題への取り組みを振り返ってみた。

(1)　弁護団連絡会と裁判ニュースの発行

裁判ニュースの発行へ

当時、原告団には、弁護団から「裁判官に、この問題は多くの人が関心を持っていることを示すため傍聴者は多いほどよい」、「裁判に勝利するためには世論の支援が必要、世論をどう高めるかも考えないといけない」と言われてきた。

審理の場が福岡高裁に移ることになり、この二つの問題を考える中で、裁判の進行状況などの報告を広く知らせる活動が必要だということになり、『九州／中継塔裁判ニュース』を発行することになった。

沼山津の控訴審期日が決まり、御領の控訴審開始が迫るなか、二〇〇四年一一月創刊号を発行した。発行部数は六〇〇部だったと記憶している。福岡を重点に、とにかく広くメール便で住所が判る二〇〇カ所ほどに送付した。当初は有料も考えたが、それを思い直す事態が起きた。

二〇〇五年八月に、荻野先生の助言でニール・チェリー意見書『携帯電話中継タワー周辺に及ぼす電磁波の健康影響』の冊子化が実現し、販売を開始した。友誼団体の支援があったと思われ、全国から二〇〇件近い注文が舞い込んだ。八〇〇冊印刷した冊子はほぼ完売した。

この注文を頂いた方々は電磁波に関心を持っている方々なので、裁判ニュース送付者名簿に追加した。名簿は二〇〇七年には約三八〇カ所（発行部数一〇〇〇部）に倍加した。冊子の収益を基

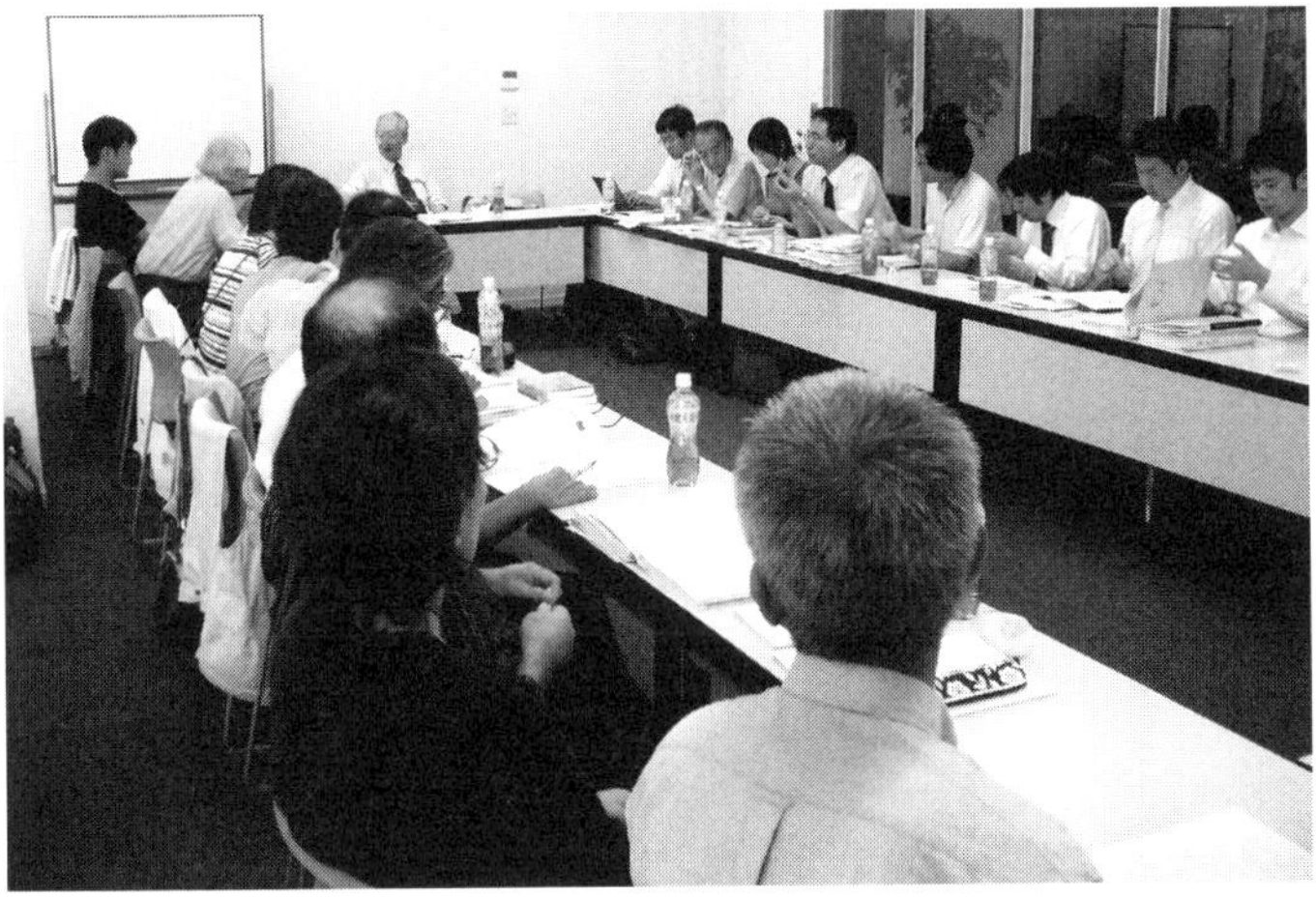

弁護団連絡会（大分市にて）

金として裁判ニュースの有料化を見直し、募金による発行に切り替えた。

この裁判ニュースは、二〇一二年五月現在三九号に達し、年にほぼ五回、一一〇〇部を全国四八〇カ所に配布し、基金は底をついたが、全国の支援者の募金で運営してきた。

中継塔訴訟弁護団連絡会ができる

この裁判では、並行して進展する電磁波の健康リスクの研究の最新情報を学び、これらの研究を理解しながら進める必要があり、これまでも弁護団を交えた勉強会が幾つか持たれてきたが、二〇〇六年一一月、荻野晃也先生を招き中継塔訴訟弁護団交流会が熊本市で開かれた。

この時点で春木裁判と美和台裁判は終了していたが、霧島裁判と荘園裁判が新たに加わり、基地局裁判は地裁・高裁合わせて合計六訴訟で争われていた。交流会にはこの六訴訟から弁護士一二名が集まった。各裁判での課題を交流し、荻野先生から最新情報を学び、電磁波問題への認識が深まったと思う。

　この交流会で、この集会を「弁護団連絡会」として継続することになり、事務局を三潴弁護団の高峰真弁護士に引受けて頂いた。この連絡会ができたことで、六件の裁判の連携も深まり、ほぼ毎回参加して頂いた荻野先生から助言と最新情報の知識を得て、電磁波問題への認識を深め、基地局裁判の理論的な支柱になった。

　二〇〇七年七月に開かれた第三回連絡会（久留米市）には、東京スカパー訴訟と川西市の調停事件の弁護団も加わり連携が全国的に広がった。

　この連絡会は六件の裁判が終結するまで、熊本市、久留米市、大分市の三カ所の持ち回りで、二〇〇九年一〇月の第一四回連絡会まで開かれた。

(2)　裁判と並行して進む健康影響研究Ⅱ

続々と「リスクあり」の最新情報

　高裁段階においても、被告携帯電話会社側の証拠は公的文書、そして原告の証拠を否定する「リスクなし」の論文類を幾つか出してきただけであった。この中で、地裁段階に原告から「古い証拠に基づいたもの」と指摘されていた「電波防護指針」について、二〇〇七年四月以降は、「生体電磁環境研究推進委員会報告書」で延命策を講じてきた（九〇頁）。

表11　世界の国等の動きと研究の進展（2006年〜2010年）

2007年1月	北欧5ヵ国の症例対照研究で「携帯電話10年以上使用で神経膠腫の発症リスク増加」と発表
2007年8月	バイオイニシアティブ報告を発表、より厳しい基準を提唱
2008年9月	欧州議会は電磁波曝露基準を厳しくする法律を大差で可決
2009年1月	フランス政府が子供向けの携帯電話広告を禁止
2009年2月	ベルサイユ高等裁判所（フランス）で携帯基地局撤去を命ずる判決／予防原則重視
2009年4月	欧州議会は、電磁界に関連する健康上の懸念決議を559票対22票の大差で採択
2010年5月	インターフォン研究最終分析結果／10年以上携帯電話使用で脳腫瘍リスク
2010年10月	携帯電話一日20分以上通話で聴神経腫瘍リスク／東京女子医大グループらの研究
2010年12月	妊娠中の携帯使用、子どもの行動傷害リスク高める可能性／米カリフォルニア大研究チーム
2010年12月	イタリア、労働裁判所控訴審で、過度の携帯使用で脳腫瘍になったとの訴えを認める判決

これに対し、原告側の「リスクあり」及び「予防原則」の立場からの国際的な動きは、裁判と並行して海外から続々と最新情報が届いた。この検索は荻野先生が引き受けて下さり、弁護団連絡会で最新情報について解説を頂き、これを学びながら必要に応じて翻訳をして証拠として提出した。

控訴審の終盤に大きなニュース

控訴審の最終盤に研究の進展と欧州の新しい動きについて、表11のとおり大きなニュースが立て続けに入ってきた。これらの情報は弁護団連絡会の中でも大きな話題になった。裁判に間に合わない情報も沢山あった。特に海外の情報は翻訳の関係で、控訴審に間に合わず、最高裁への上告理由書に組み入れたものもあった。

▽研究の進展と欧州の新しい動き

先に紹介した慢性影響に言及したＷＨＯ極低周波電磁波「環境保健基準」の発表に引き続き、より厳しい基準を提唱したバイオイニシアティブ報告（二〇〇七）が発表になった。この報告は、欧州議会に影響を及ぼし、フランスでは携帯基地局裁判にも影響を与え、地裁段階の三裁判で住民が勝訴し、ベルサイユ高等裁判所でも携帯基地局撤去裁判が勝訴（二〇〇九）した。これらの情報を原告団連絡会で共同して翻訳を依頼し、間に合った部分について控訴審の最終盤に裁判所に一斉に提出した。

楡木控訴審では、バイオイニシアティブ報告でも取り上げられていた変調電磁波問題が取り上げられ、荻野先生には「意見書　携帯電話の変調電磁波とその影響について」（二〇〇九年五月）をまとめて頂き提出した。他の裁判でも活用した。

二〇一〇年以降の最新情報は、残念ながら裁判には間に合わなかった。

(3)　国内でも携帯基地局周辺で健康被害

国内での新しい動き、電磁波の健康影響で裁判四件

二〇〇五年三月、毎日新聞関西版一面トップに「基地局周辺で健康被害　第三世代携帯電話」が掲載され、仙台市と長野県の事例が紹介された。

従来の電磁波過敏症の「点（個人）」と異なり、「面（地域）」として捉えた住民の体調不良が全国紙で紹介された最初であろう。二〇〇四年には札幌市真駒内で、二〇〇五年末には兵庫県川西市で、二〇〇六年秋には宮崎県延岡市で体調不良者が出ており、マスコミでの具体的な報道は二〇〇七年頃からではないかと思われる。また、二〇〇七年には電磁波の健康影響をめぐって、全国でも四件の裁判が始まっていた。札幌地裁では、①真駒内と、②定山渓のソフトバンク裁判、大阪簡易裁判所では、③兵庫県川西市のドコモ携帯基地局の公害調停、東京地裁では江東区のパラボラアンテナ設置差し止めを求める、④スカパー裁判の四件である。（別掲）

▽札幌市真駒内ソフトバンク裁判

札幌市真駒内では、マンション屋上にソフトバンク基地局（設置時はボーダフォン）が二〇〇四年五月に設置されて以降、周辺住民に頭痛やめまい、吐き気などの体調不良を訴える人が現われ始め、周辺住民からの要請で管理組合は基地局撤去の申し入れをしたが拒否され、二〇〇七年三月に契約の解除を求めて札幌地裁に提訴した。二〇一〇年二月に敗訴の判決が出され、管理組合は控訴した。札幌高裁は和解勧告を出したがソフトバンクが拒否したため不調に終わり、二〇一〇年九月控訴審判決で管理組合が敗訴し、上告したが敗訴が確定した。

▽札幌市定山渓ソフトバンク裁判

札幌市定山渓では、マンション屋上の基地局設置を巡って管理組合の推進派理事会が開催した臨時総会で設置決議したが、設置事実を知った住民が次回総会で多数反対し、新理事会が成立し、ボーダーフォンとの和解（設置撤回させ既工事部分の撤去費用を組合負担）交渉中に、同社を買収したソフトバンク社が突然二〇〇六年一〇月に「工事妨害禁止請求事件」として管理組合を提訴した。二〇〇八年五月に札幌地裁で「設置は全住民の同意が必要」として組合側が勝訴したものの、同社が控訴し、控訴審では逆転敗訴、上告したが最高裁で組合の敗訴が確定した。

▽兵庫県川西市公害調停

兵庫県川西市では、二〇〇五年にドコモ基地局が設置されて以降、周辺住民の中に、頭痛、血圧や血糖値の上昇などを訴える人が相次ぎ、二〇〇七年大阪簡裁に公害調停を申し立て、ドコモは健康被害は認めなかったが、地権者が契約解除を決めたため、基地局撤去で合意し、二〇〇八年四月に撤去された。

▽東京スカパー裁判

携帯基地局ではないが、二〇〇七年に東京都江東区マンションで隣のビル屋上にスカパーの巨大パラボラアンテナが一二基（一四GHzの電磁波を通信衛星に向けて放出する）が設置されることになった。マンション住民は電磁波による健康被害を懸念し、設置差し止めを求め東京地裁に提訴した。この裁判は現在も審理中である（注：この裁判は、二〇一二年一二月和解が成立した）。

基地局建設に伴う紛争回避を目的とした条例づくり

後を絶たない基地局建設トラブルに対し、自治体での紛争回避を目的とした条例づくりが、住

表12　九州における携帯基地局建設に関わる条例化等

自治体名	施行年度	施行内容
長崎市	2005年7月	建築紛争に関する条例
佐賀市	2005年10月	建築紛争に関する条例
有田町	2007年1月	建築紛争に関する条例
篠栗町	2007年2月	携帯基地局条例
大村市	2007年7月	建築紛争に関する条例

注：ここでは、2005年以降を掲載した。

表13　国内での電磁波問題を巡る動き（2005年～2009年）

2005年 3月	毎日新聞大阪版が「携帯基地局周辺で健康被害」を一面に大きく掲載、しかし九州版には不掲載
2006年3月	厚生労働省研究費補助金による石川報告書に電磁波過敏症患者の症例掲載
2006年11月	読売新聞　環境ルネッサンスで電磁波特集（5回連載）
2007年 1月	東京都江東区でスカパー巨大アンテナ設置の差し止めを求め、周辺住民が東京地裁に提訴
2007年 2月	篠栗町に画期的な携帯基地局の設置に関する条例できる
2007年 3月	札幌市真駒内のＬマンション管理組合は、携帯基地局の契約解除を求めて札幌地裁に提訴
2007年 5月	兵庫県川西市の住民が健康被害を訴え、ドコモ基地局の営業停止を求めて調停を申立
2007年 6月	宮崎県延岡市住民が携帯基地局周辺での体調不良を訴え、調査の要望書を市長に提出
2007年12月	川西市住民が申立てた公害調停で、ドコモが4月までに基地局を撤去することで和解が成立
2008年 5月	札幌地裁の札幌定山渓裁判で「マンション屋上の基地局設置、全居住者の同意必要」と勝訴判決
2008年 7月	小中校への携帯持込原則禁止／文科省が全国通知
2009年 9月	沖縄県でマンション屋上の携帯アンテナによる医師一家の健康被害を生々しく報道（週刊金曜日767号）

民の要求が強まったところで進んだ。把握したところについて表に示した。中でも、二〇〇七年二月には、福岡県篠栗《ささぐり》町の住民のねばり強い運動が実って、既存の法律に準拠した形でなく、住民の要求を汲んで独自の「携帯基地局の設置に関する条例」が創られ、施行された。

この条例には、町及び事業者の責務、そして町民の役割を明らかにし、高さ一五mを超える携帯アンテナ（ビル屋上も含む）について、町は、事業者に事業計画の提出を求め、これを近隣住民（基地局の供用範囲内の住民）に公表するとともに説明会の開催を要請し、住民から不同意の意思が表明された場合は、調停にあたり、合意形成に努めるとある。

事業者は、町へ事業計画を提出し、説明会により近隣住民の理解を求めること。また、保育園・幼稚園・小中学校・通学路からなるべく離れた地点となるよう努めなければならないことが明記されていた。事業者が条例に従わない場合、事業者名を公表することも含まれていた（注：この条例は、二〇一二年一二月の町議会で条例廃止案が可決され、廃止となった）。

(4)　御領地区で健康調査を実施

全国各地の基地局周辺で健康被害の報道が始まる中、全国数カ所で健康調査を住民の手で実施した地域が出てきた。どの調査でも基地局に近いところで体調不良者の割合が高くなることが見受けられた。

御領裁判の弁護団でもこの点に注目し、これらの健康調査結果の中で関係者の了承が得られたものを証拠として裁判所に提出した。

二〇〇七年当時、御領地区でも電波発信から三年を経過し、体調不良・動植物の異常などが話題になり始めていた。そこで住民で話し合い、当時北里大学の坂部貢先生のご指導も頂き「託麻の環境を守る会」として独自に住民健康調査を実施することになった。ただ、この時点では御領地区は三基の基地局（二〇〇二年九月にドコモ、二〇〇四年にソフトバンクとＫＤＤＩ）に囲まれていた。

この環境を調査の設計に組み込んで、二〇〇七年秋に御領地区の二つの町内約九〇〇世帯に無記名のアンケート調査を実施した。調査票は三二〇世帯（世帯員合計九〇七人）から集計可能なデータを回収することができた。

問題は、三基の基地局に囲まれていること、また、比較対照としての「基地局がない地域（非曝露地域）」を見つけることが困難なこと、この二つの環境条件の下で、どのような分析をすれば電磁波による健康影響を明らかにできるかという問題にぶつかった。最終的には次の三つの検討を行なうことになった。

①　三基の基地局からの距離区分による体調不良者の割合の分布。

②　電磁波強度と体調不良者の割合の比較を行なった。

③　基地局から「三〇〇ｍ以内」と「三〇一ｍ以遠」の比較を行なった。

このうち、①は、坂部先生の助言で調査設計の段階から考えていたが、③については、この観点に至るまでに三カ月ほど要した。②の結果で基地局から二五〇m付近が電磁波が最も強いことが分かり、「三〇〇m以内」は電磁波が強い地域と仮定することで、「三〇〇m以内」（曝露が強い地域）と「三〇一m以遠」（曝露が弱い地域）に分けて症状別の割合を比較してみた。この結果をレーダーグラフに描くことで、体調不良の違いを表示できた。図4のとおり、男女とも症状の大部分で「三〇〇m以内」が「三〇一m以遠」より体調不良者の割合が高く出た。

今回の分析は、フランスのサンティニ論文と同じ手法と考えている（一七四頁参照）。この調査方法では、「曝露が強い地域」と「曝露が弱い地域」を比較することができて、基地局が複数あっても調査が可能になる。しかも簡易なアンケート調査でも調査は可能なので、ぜひ、各地域でも健康調査を実施する際の参考になればと思っている。

(5)　現実的になってきた基地局による健康被害

二〇〇七年になって携帯基地局周辺で住民の中に、耳鳴りや頭痛、不眠などの健康被害が発生している事実が新聞でも報道されるようになってきた。前述のように川西市では、健康被害を訴えて公害調停を申し立て、ドコモは健康被害は認めなかったが、基地局が撤去され、加藤やすこさんの調査で周辺住民の体調不良が改善されていることが指摘された。

また、延岡では住民からの健康被害の報告を受け、市が住民健康相談を実施し、基地局が電波を出し始めた頃から自覚症状が出はじめた事実を確認したことが報道された。裁判の終盤には、

図4　「300m以内」と「301m以遠」の最近体調不良者割合比較

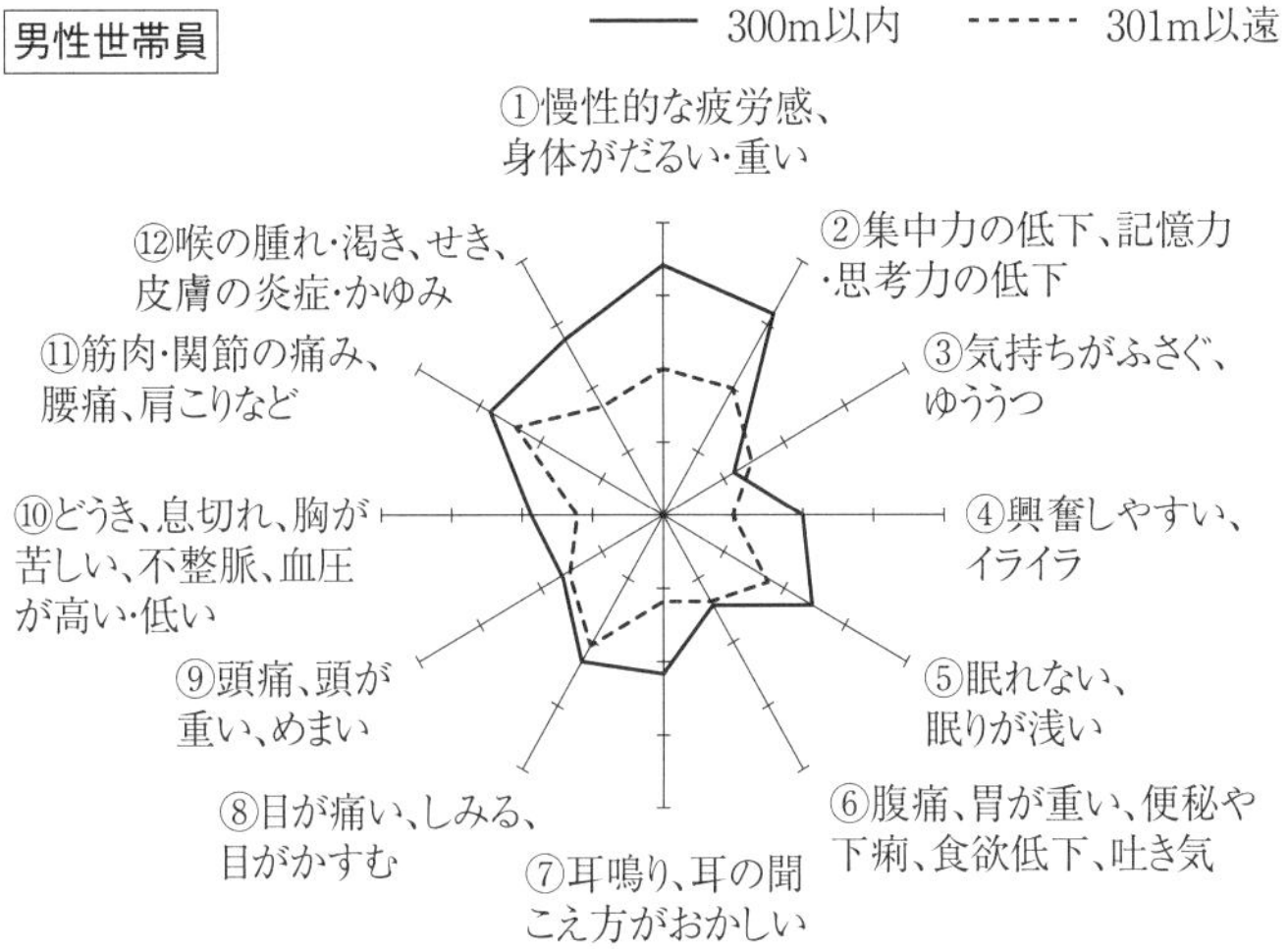

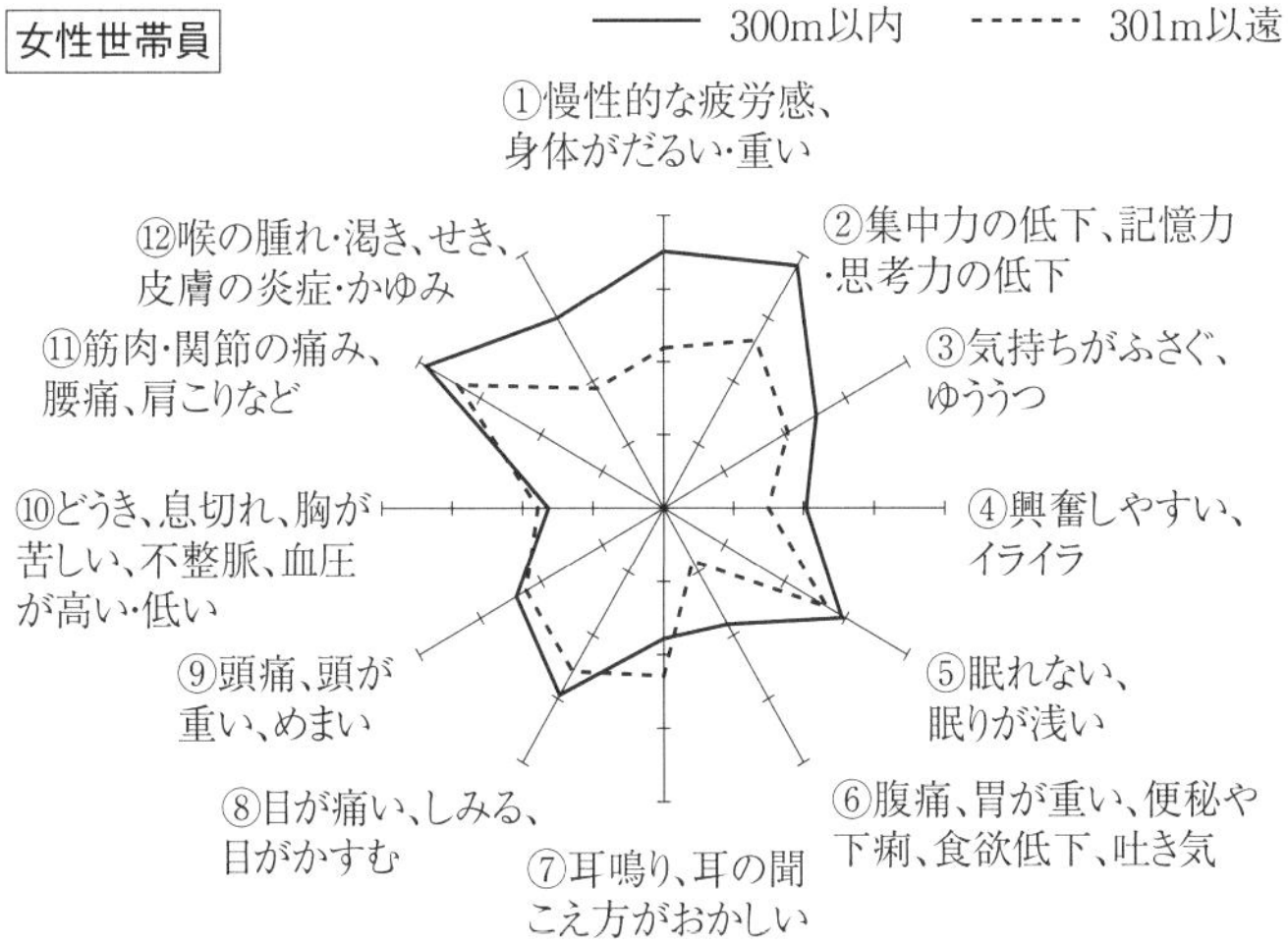

沖縄県那覇市のマンションでも健康被害が発生し、基地局撤去後に体調不良が大幅に改善されたことが医師の調査で明らかになったが、裁判には間に合わなかった。

延岡市大貫町のＫＤＤＩ基地局周辺で健康被害

二〇〇七年、宮崎県延岡市の基地局周辺で健康被害が発生し、大きな運動が始まっていた。

延岡市大貫中区では、耳鳴りなどの体調不良がＫＤＤＩ基地局周辺で相次いでいることから、八月に大貫中区の区長、住民、延岡市議ら一四人が、健康調査の実施を求める嘆願書を九州総合通信局に提出した。

一一月には大貫中区の住民が市による実態調査を求める申し入れ書を提出。首藤市長は「調査ではなく健康相談という形だが実態は把握できる。アンテナを設置した事業者にも住民に対して誠実に対応するように求めていく」（宮崎日日新聞二〇〇七／一一／二）と答えた。

延岡市は一一月二九日から一二月一日までの三日間、大貫中区公民館で市健康管理課の保健師四人で健康相談を実施した。この健康相談には周辺住民六〇人が相談に訪れた。一二月一四日、市はその健康相談の結果を明らかにした。相談に訪れた六〇人のうち、四五人が耳鳴りなど、何らかの自覚症状を訴え、症状はアンテナが設置された以降であり、設置された時期（二〇〇六年一〇月～一二月）が最も多かった。この情報も地元各紙・全国紙宮崎版で大きく報道された。

大貫中区の住民は、これらの結果を基にＫＤＤＩと交渉するが改善が得られず、判断を司法

表14　基地局撤去後の症状の改善（総数111人）

症状	800MHz	2GHz	計	%	撤去後
倦怠感	0	27	27	24.3	0
イライラ感	0	10	10	9.0	0
精神錯乱	0	3	3	2.7	0
飛蚊症	7	0	7	6.3	0
ドライアイ	3	4	7	6.3	0
しびれ	1	6	7	6.3	0
意識障害	1	6	7	6.3	0
鼻血	4	6	10	9.0	0
眼痛	1	8	9	8.1	0
めまい、立ちくらみ	3	8	11	9.9	1
関節痛	6	5	11	9.9	3
視力障害	4	8	12	10.8	5
頭痛	5	9	14	12.6	1
不眠、中途覚醒	3	12	15	13.5	5
耳鳴り	11	9	20	18.0	7
計（のべ人数）	49	121	170		22

の場に委ねる道を選ぶことになる。

沖縄マンションの基地局で健康被害／医師一家が被害者

控訴審判決が集中した二〇〇九年九月、『週刊金曜日』（七六七号二〇〇九／九／一八）に、那覇市マンション屋上の基地局で健康被害が発生している記事が掲載された。この記事は資料としてはいくつかの裁判に間に合った。

また、一二月に開かれたネットワーク総会にこの那覇市の被害者であり医師である新城哲治夫妻を招いて、詳しく話を聞く機会を得た。

那覇市の医師・新城哲治さん一家は、ＫＤＤＩ基地局が設置されたマンションの最上階に入居し、特に第三世代（二GHz）アンテナが増設されて以降から家族六人に体調不良が次々に現われた。新城医師は電磁波が原因だと考え、借家に緊急避難すると、一週間後には全員の症状が改善した。

そこで、新城医師がマンション住民の健康調査を行なった結果、延べ一七〇の症状が確認された。管理組合は基地局の契約更新をしないことを決定し、基地局の撤去を求め、二〇〇九年八月に撤去が行なわれた。

新城医師が撤去三カ月後にもう一度健康調査を行なったところ、症状は延べ二二に激減していた（表14）。即ち、基地局の撤去により著しい体調不良の改善がみられたことが明らかになった。このことは、専門家である医師の調査で体調不良の原因が基地局の電磁波であることを見事に証明していると思う。残念ながら、この新城医師の調査結果は、裁判には間に合わなかった。

福岡高裁段階での立証

控訴審の審理では、原告側から一審判決の誤りを指摘する形で弁論が行なわれた。すべての裁判が電磁波による健康被害の可能性を争点にしていたが、沼山津と霧島では鉄塔倒壊の危険性に重点を置いて争った。また御領は、ずさんな工事による鉄塔倒壊問題を争点に加えて争った。鉄塔倒壊の危険性については後述する。

個々の詳しい審理内容については第二部の訴訟別報告を参照されたい。

(1)　福岡高裁段階での立証

電磁波による健康被害の可能性

御領弁護団は、電磁波の健康影響を調べる研究手法として、疫学研究が国際的に大勢を占める中で、裁判官の理解を深めるため疫学研究の第一人者である岡山大学の津田敏秀先生に証人を引き受けて頂いた。津田先生の証人尋問では、三潴裁判で証人として出廷した野島俊雄氏の指摘の誤りを、疫学研究の立場から具体的に、分かりやすく証言して頂いた。

この津田敏秀先生への尋問では、住民側代理人席に九人のそうそうたる弁護士が結集された。この中には、御領弁護団で川辺川利水訴訟弁護団長の板井優弁護士、三潴弁護団長でよみがえれ有明海訴訟弁護団長の馬奈木昭雄弁護士、荘園弁護団長でハンセン病訴訟弁護団長の徳田靖之弁護士も加わっていた。この住民側弁護団がこの訴訟の重大性を裁判官に認識させた。今回は特に、中継塔裁判の盛り上がりを示す画期的な法廷となった。

また、『読売新聞』（二〇〇六・一一・〇九）の［環境ルネサンス］の電磁波特集「（3）葬られた疫学からの警鐘」に紹介された前述（九三頁）の兜研究が、文部科学省で「オールＣ」に評価されたことについて、津田先生は「資格のない方々の評価、大学の研究を高校生が評価したようなもの」と批判し、その証拠として、この兜論文が国際的に最も権威のある三専門誌の一つ「国際がんジャーナル」に掲載されたことで、世界の疫学研究の専門家から高く評価されたことが示されたことを証言された。

この事実から日本の文部科学省の評価とはいったい何であったかという疑惑が深まった。

読売新聞の上述の［環境ルネサンス］記事には、文部科学省の評価委員会の模様が描かれ、「何か個人的うらみでもあるのか、と思うほどひどい突っ込まれようだった」と同席した共同研究者らは振り返って語っている。疫学に詳しくない評価委員から「ひどい突っ込まれよう」があったことは、この研究の「評価」への事前工作が行なわれていたことを物語る記述である。背景にこの疫学研究が日の目を見ることを恐れたグループの存在を疑わざるを得ない。

また、御領裁判では、先に紹介した地元の住民健康調査の結果を裁判所に提出し、この調査について坂部貢先生に証人を引受けて頂き、「本件携帯基地局と付近住民の健康状態との間に強い関連性があることは否定しがたい」という証言を頂いた。

三潴裁判では、荻野先生の助言もあって、技術的に分からない部分について聞くため、ドコモの技術者の証人申請を行ない、これが認められて証人尋問が実現した。この証人尋問では、基地局に隣接した同じ高さのビル等で、理論値では日本の基準値を上回る事もあり得るなど、新しい事実が明らかになった。

表15　福岡高裁控訴審で原告側が申請し承認された証人

（※本人尋問を除く、肩書きは当時のもの）

【御領控訴審】	（証人尋問 2006年11月～2009年2月）
奥西一夫	（国土問題研究会理事長・京都大学名誉教授）
津田敏秀	（岡山大学大学院環境学研究科）
坂部　貢	（北里大学教授・北里研究所病院臨床環境医学センタ長）
【沼山津控訴審】	（証人尋問 2007年9月、2008年1月）
奥西一夫	（国土問題研究会理事長・京都大学名誉教授）
【三潴控訴審】	（証人尋問 2008年10月）
佐美三恵	（NTTドコモ九州支社 ネットワーク部技術担当課長）

鉄塔倒壊の危険性

福岡高裁での鉄塔倒壊の危険性をめぐる審理では、くしくも御領・沼山津・霧島の三地区とも国土問題研究会（通称「国土研」）に意見書を書いてもらうことになった。

御領ではずさんな工事について新たに鑑定書を、沼山津では補充の意見書を、霧島では裁判所が決めた専門委員の意見への反論書を、それぞれ国土研に依頼し、裁判所に提出した。

沼山津と御領では、国土研理事長の奥西一夫先生に証人を引受けて頂き、鉄塔倒壊の危険性について証言をして頂いた（表15）。

(2)　控訴審及び上告審はことごとく敗訴

福岡高裁における基地局裁判の控訴審は、二〇〇八年一〇月～二〇一〇年三月の間に表16のように六件の判決があった。すべてが控訴棄却の住民敗訴であった。

表16　訴訟審等判決日一覧

基地局訴訟	控訴審 判決日	福岡高裁 裁判長名	上告審 決定日
沼山津裁判	2008/10/29	牧　弘二	2009/3/27
楡木裁判	2009/9/8	西　理	―
御領裁判	2009/9/14	山口幸雄	2010/3/23
三潴裁判	2009/9/14	山口幸雄	2010/4/13
荘園裁判	2010/3/24	森野俊彦	―
霧島裁判	2010/3/26	横山秀憲	2010/10/14

※楡木と荘園は控訴審で終結した。

電磁波問題の争点では、ほとんどが「健康被害のおそれがあるとはいえない」、「基準値が不当とはいえない」という一審判決を踏襲する判断で、世界的な動きすら認識できていない判決だった。この中で荘園控訴審判決の判断では、健康被害の可能性への国際的な状況に理解を示し、一審同様「高度の蓋然性があるとまでは言えない」による判断だった。以下、各訴訟によって多少の違いが見られた部分を比較してみた。

電磁波問題以外の争点では、いずれも一審段階の判断を踏襲した判決で、残念ながら原告側の主張を理解しようという姿勢すら感じられなかった。

電磁波問題の判断での特徴的な違い

六件の判断の内容には違いが見られた。その特徴的な違いの部分を裁判ニュースへの寄稿記事から引用してみた。詳しくは第二部の訴訟別の報告を見て頂きたい。

▽**諸論文、諸研究について**

【御領・三潴】：この二つの判決は同じ裁判長で判断も同じ。住民側が提出した「リスクあり」の諸研究報告や論文をずらり並べ、研究者自らが正確な理解のために指摘している反省点のみを抜き出して「問題が指摘されている」とわずか六行で一括して切り捨てた。これは被告会社側の乱暴な批判手法をそのまま採用したもの。

【楡木】：「複数の同じような研究によって……同様の健康被害が見られる……見逃すことはできない」「……弱い電磁波によっても、……健康被害が生ずるのではないかという危惧は、なお払拭しきれないものがある」と理解を示した。

【荘園】：「独立した……調査結果が、……同じような健康被害が現出している……ことに着目すれば、……同様な環境のもとに生活している我々に対して発せられた警鐘というべきものが含まれている」とここでも理解を示した。

▽EUの動きやフランス控訴審判決

【御領・三潴】：EUの動き等やフランス控訴院の勝訴判決についても、「社会状況・経済状況が異なる」「日本とは法体系が違う」と切り捨てた。

【荘園】：フランス控訴審判決について、「電磁波の健康被害への影響が確かなものとされつつあることについては、我々としても謙虚に耳を傾けるべきものではあると思料する」と一定の評価を示した。

▽御領の健康調査について

御領控訴審では、住民の「健康調査」について、「曝露群と対照群の比較をしていない」、「原告の調査であり、信憑性がない」との理由で切り捨てられた。

四件が最高裁に上告するも敗訴の終結

楡木と荘園は今回の判決で、納得がいくわけではないが終結した。

残りの沼山津・御領・三潴・霧島の四訴訟が最高裁に上告した。

審理が最高裁に移ったことで原告団連絡会では二〇一〇年二月に上京し、最高裁の職員に電磁波問題についての認識を持って欲しく、最高裁門前で二回にわたりチラシ配布を行なった。この行動には、東京スカパー訴訟を闘っている「スカパー巨大アンテナに反対する住民の会」から多数応援にきて頂き、電磁波問題市民研究会の大久保貞利さんなど支援の皆さんの協力を頂いた。

残念ながら、四件の上告審は、最高裁から「受理しない」または「上告を棄却、受理しない」という判断が、訴訟審等判決日一覧にある決定日付けで届いた。これで、四件の裁判も不本意ながら終結となった。

(3)　新しい段階の基地局裁判のはじまり

先に紹介した宮崎県延岡市大貫地区のKDDI基地局周辺で健康被害が発生している問題で、二〇〇九年一二月、大貫地区の住民三〇人が基地局の操業の差し止めを請求して宮崎地裁延岡支部に提訴した。

この延岡大貫裁判は、その後、同延岡支部で審理が進められ、二〇一二年二月に結審し、一〇月一七日に住民敗訴の判決が出された。住民の健康被害の存在は認めたが、これを思い込みや精神的なものとして因果関係を認めないという驚くべき不当判決であった。住民が控訴したので、今後、福岡高裁宮崎支部で控訴審が行なわれることになった。この判決の内容については、第二部の「延岡訴訟について」の末尾に加えていただいた。

これまでの裁判は、基地局による「健康被害の可能性」を主張し、基地局建設反対・基地局の操業差し止め・撤去等を求めて起こした裁判であった。これに対し、延岡大貫裁判は、基地局が放射する電磁波により実際に周辺住民に健康被害が発生し、その健康被害の当事者が、健康被害の原因物質の除去のため、発生源である基地局の操業差し止めを請求した裁判である。このことは、これまでの裁判で原告が訴えてきた「健康被害の可能性」が現実となって、携帯基地局による環境公害を告発した日本で最初の裁判であり、新しい段階の闘いの幕開けである。

同時に、延岡大貫裁判は、これまでの裁判の原告の主張の正しさを証明する裁判でもあり、これまでの裁判の延長として位置づけ、大貫裁判の勝利のために共に闘いたい。

いま闘われている延岡大貫裁判では、大貫地区住民の健康被害の実態こそが証拠であり、これまでの裁判の進め方とは大きく異なる。また症状に苦しむ被害者が原告であり、これを大貫地区の住民が支援する大きな取り組みなど、従来の裁判とは比較にならない闘いになっている。裁判の勝利とともに、この新しい闘いの貴重な経験が、別途適切な時期に記録されると確信する。

コラム三　一日も早く予防原則を取り入れる社会へ

秋津校区一町内九州セルラー鉄塔反対期成会（沼山津）　三浦さよ子

反対運動から一六年の月日が流れました。時折ふと、家事の手が止まり、窓から鉄塔をながめる時があります。あの巨大鉄塔は私たちに何を残したのか？　住民の思いは行政にも司法にも届かず、最近の気象の異常性や地震の活発化を思うと、鉄塔倒壊への不安と恐怖でいっぱいです。また、四六時中電磁波を浴びることによる健康被害への不安も募るばかりです。私たちは望んで裁判に踏み切ったわけではありません。平穏なくらしや健康を脅かすものに対して、子どもたちのためにも、闘わざるを得なかったのです。

最高裁上告に至る一二年余にも及ぶ活動の期間、家庭を守りながら、会議、座り込み、署名・陳情、地区内への「通信」配布、活動資金調達のための物品販売、裁判所への傍聴など大変な時もありましたが、一緒に活動してきた人たちとの「絆」は、私たちにとってかけがえのないものになりました。

私たちの闘いは、市政にも届かず、司法にも救われませんでしたが、その後の変化を見ると、企業や社会に少なからず警鐘を鳴らし、理不尽さと闘った親の後姿を子どもたちに見せてやれたのではないかと思います。運動開始時、小学生だった息子も一児の父となり、その子（孫）は、鉄塔のある風景をあたり前として育っていくのだと思いますが、私たちの活動は息子から孫へと語り継がれていくことと思います。

ＷＨＯを初め科学者による「電磁波の健康への影響」の報告が活かされ、一日も早く欧米同様に予防原則が取り入れられるよう切に願うばかりです。

コラム四　裁判を終えて

楡木訴訟原告　堀田志郎

ある日突然、小学校から二〇〇メートルの場所に高さ四〇メートルの鉄塔が出現する。地域住民には何も知らせず。なんの説明もなく。しかも、二四時間電磁波を照射する携帯電話の基地局、その電磁波は安全ですか？

お母さんや住民の不安・疑問から運動がおこりました。説明会一つ開かせるのに多大な労力を使い、市・市議会・電波管理局等へ陳情要望を繰り返しました。

その説明会では、安全性について「国の基準以下だから」の説明だけ。しかも「小学校が近くにあることなどは全く考慮していない」と。住民を恫喝し工事の強行着工をほのめかす。これが説明責任を果たしたといえるのか。

いつ工事に来るか不安を感じながら、現場を見守り「専門家を交えた公開の説明会を開いてください」とお願いする数名の主婦らを、こともあろうに工事妨害者に仕立て上げました。やむなく、「法廷」の場で「電磁波の安全性」を問い質そうと考えました。

ところが法廷では、私たち住民がその「危険性を立証」しなければなりませんでした。新しい研究論文や証人を探し意見書等を提出してきました。しかし、ドコモは「国の基準以下だから」を盾に証人すら立てず、何ら有効な反論もしませんでした。

これで通用する社会、これだけ普及してしまった携帯電話、「安全」であることを祈るしかないのでしょうか。

裁判が終了してのち、二〇一一年五月、ＩＡＲＣが携帯電話の電磁波は「発がんの可能性がある：二Ｂ」に判定しました。

この国では、水俣や福島の教訓を生かす仕組みが存在しないのでしょうか。

第五章　九州裁判を振り返って

一九九六年、最初に熊本で基地局建設反対の運動が始まって一七年が経過した。当時は、携帯電話会社の基地局建設のやり方に対する憤りが先行し、沼山津と御領から裁判闘争が始まったが、弁護士も原告も電磁波問題で闘える状況ではなかった。電磁波裁判と言えるようになったのは、二〇〇二年の荻野先生の証人尋問、そしてニール・チェリー意見書を入手した頃からではないかと思う。以下この闘いを振り返り、この裁判は何だったのかを考える中で見えてきたものがある。裁判を闘った相手とその時代、世界の動きと比較して日本の特異性とその背景、命と健康を守るために今後の原告団の決意などをまとめてみた。

私たちの闘いはまだ終わっていない

(1)　基地局裁判で闘った相手とは

九州の基地局裁判の相手は、ＫＤＤＩでありドコモであり、巨大な企業との闘いであった。この闘いを年次で振り返ってみると、より鮮明に見えてきたものがあった。

　基地局反対運動が熊本で始まった一九九六年当初（一九九五年度末）の携帯電話の契約者数は一〇二〇万件で、二〇一一年度末には一億二三〇〇万件を超えた。爆発的とも言える増加でこの間に携帯電話会社は大きく発展・成長している。

　即ち、裁判で相手にした企業は、日本の経済がバブル崩壊による平成不況の下で、新たに台頭したＩＴ化の時代を迎え、その情報通信産業の中でも花形企業であった。

　九州の基地局裁判は、この花形企業となった携帯電話会社の急成長の過程で起こっている。これらの企業は、自らの経済的利益のために、住民の不安や疑問には答えず、住民を暴力的に排除し、あるいは、住民の正統な要求行動を工事妨害で訴えるなど、手段を選ばぬ卑劣な方法を使って基地局建設を強行した。住民は、家族の命や健康、暮らしを守るため、自治体や国への交渉をくりかえしたが解決せず、最終的に裁判という方法で争うしかなかった。

(2)　運動と裁判の中で見えてきたもの

　この基地局建設反対の住民運動と裁判闘争を闘う中で二つのことが見えてきた。

　一つは、携帯電話会社の地域住民に対する無法と思われる暴力的・卑劣な行為等が、裁判所で咎められることがほとんどなかった。一方、会社側は既成の法律で守られ、地域住民への説明義務規定もなく、住民を守る法制度は弱かったということである。今の日本の法制度は企業を主体とした法制度であることを思い知らされた裁判であった。このことについては、後半で企業社会の癒着構造が明らかになる。

もう一つは、国際的な動きと大きく異なる日本の法制度あるいは法意識の特異性である。海外に暮らすとその特異性がよく見えるようだ。その事例を紹介する。

当時ニューヨーク暮らしであった西田ひかるさん（女優）は、「脳の発育が盛んな子どもたちが通う学校施設の近くの高圧電線に関しては、アメリカでは法律で厳しい基準が設定されており、電磁波から子どもを守ることが最優先されます。一方、日本ではそうした基準がまだまだ不十分ですし、なぜ国が厳しく取り上げないのか不思議です」（『産経新聞』二〇〇六／四／四の「Oh my goodness!」より）。

国内での特異な動きを系統的に見ることで、その背景が見えてきた。

日本国内での特異な動き

ここでは、電磁波の「健康リスク」に関わる日本の特異な対応を列記してみた。

▼一九九七年、大阪府門真市で白血病が多発していることを自治会長が調査の上発表し、テレビでも放映され当時大きく話題になった。これが食中毒であれば直ちに調査が行なわれているはずなのに、なぜか政府は無視した。ここは送電線銀座といわれる場所であり、この前年にはＷＨＯに電磁界プロジェクトが設置され、電磁波の健康影響の調査が始まったばかりで

あった。門真市の事例は絶好の調査対象であったが、政府は動かなかった。
▼二〇〇三年、電磁波と小児白血病の因果関係を調べる兜研究がＷＨＯと同様の結果を出した。しかし、この兜研究は、前述（九三頁）のごとく文部科学省から「オールＣ」（科学的価値がない）と評価され、追加予算も取り消され、報道からは抹殺された。
ＷＨＯは二〇〇一年一〇月、超低周波の磁界曝露が〇・三μＴから〇・四μＴを超えると小児白血病の発症が二倍になる可能性を示唆するファクトシート№二六三を発表し、政府と産業界に対し予防的な対策を推奨した。この頃には既に各国で低減の努力が始まっていた。しかし、日本政府は何らの対策も行なわなかった。
▼二〇〇七年、ＷＨＯが超低周波に関する「環境保健基準」を発表し、一〇項目の防護措置を奨励した。しかし、前述（八七頁）のように大久保千代治氏が「これはＷＨＯの正式文書ではない」と称し、日本政府は何らの対策も行なわれず、無視した。

一連の動きから見えてくるもの

ここに書いた事例は一部であるが、高圧送電線等の超低周波と小児白血病の因果関係については、携帯電話が普及する前から特異な動きが見られた。日本政府も関与し「電磁波リスク」を故意に隠そうとしている気配が感じられる。そこで目に浮かんだのが、日本全国で住宅の上を走っている高圧送電線の存在。これがあるから電磁波の「健康リスク」を認められないのではないかと考えてみた。

このように仮定してみると、携帯電話に使われる高周波電磁波の「健康リスク」も絶対に認められないことになり、すべての日本の電磁波に関わる特異性、海外と比較した対応の違いについてもすべてが説明できた。

(3)「電磁波リスク」を隠している背景

二〇一一年三月一一日、東日本大震災に伴い発生した福島原発事故は、依然収束どころか危険な状況が続いている。今回の原発事故は人災であり、「原子力ムラ」と称される「政・官・産・学・メディア」の癒着があり、これが「安全神話」を生み事故への警戒を弱め、事故につながったことが明らかになった。

この「原子力ムラ」が、高圧送電線等の超低周波問題にもそのまま当てはまることに気が付いた。企業は電力業界であり、行政は経済産業省の旧「原子力安全・保安院」である。この癒着構造が「電磁波リスク」を覆い隠してきた正体であると考えるとなぜかつじつまが合う。

「原子力ムラ」の癒着を生んだ背景に、規制部門の旧「原子力安全・保安院」が推進部門と同じ経済産業省に置かれていたことが大きな問題となり、この反省から二〇一二年九月、規制部門を環境省の外局として原子力規制委員会を置き、同委員会の事務局として原子力規制庁が置かれることになった。

しかし、同じ癒着構造の高圧送電線等の超低周波問題については、規制部門の「原子力安全・保安院」の名前を「産業保安」に変えただけで経済産業省に残され、癒着構造が温存された。携帯電話（高周波）問題も総務省の中に推進部門と規制部門が仲良く同居して癒着構造の温床となり、「リスク研究」の委託先が前述（九〇頁）の「財団法人テレコム先端技術研究支援センター」である。

このような国の体制の下で、本来の「リスク研究」ができるはずがなく、国民の生命と健康を守るためにも、規制部門を推進部門から独立させる要求は緊急の課題となっている。

(4) 命と健康、そして暮らしを守るために

私たちは裁判では敗訴であったが、「電磁波リスク」から命と健康を守る闘いは終わっていない。原発ゼロ運動と同様に、危険なものと隣り合わせの暮らしはゴメンである。放射能と同じように、携帯基地局からの電磁波を、弱くとも二四時間三六五日浴び続けた場合の健康影響はどうなるか、まだ途上であるが健康リスクの可能性は強まっており、現実に各地で健康被害が発生している。

延岡市では基地局による健康被害を告発して裁判が進行中である。これまでの基地局裁判は「健康被害の可能性」で闘って勝訴こそしなかったが、今回は基地局による健康被害者の闘いであり、勝利しなければならない。そのために全力で応援したい。裁判勝利で国の電磁波行政を大

図5　電磁波の種類

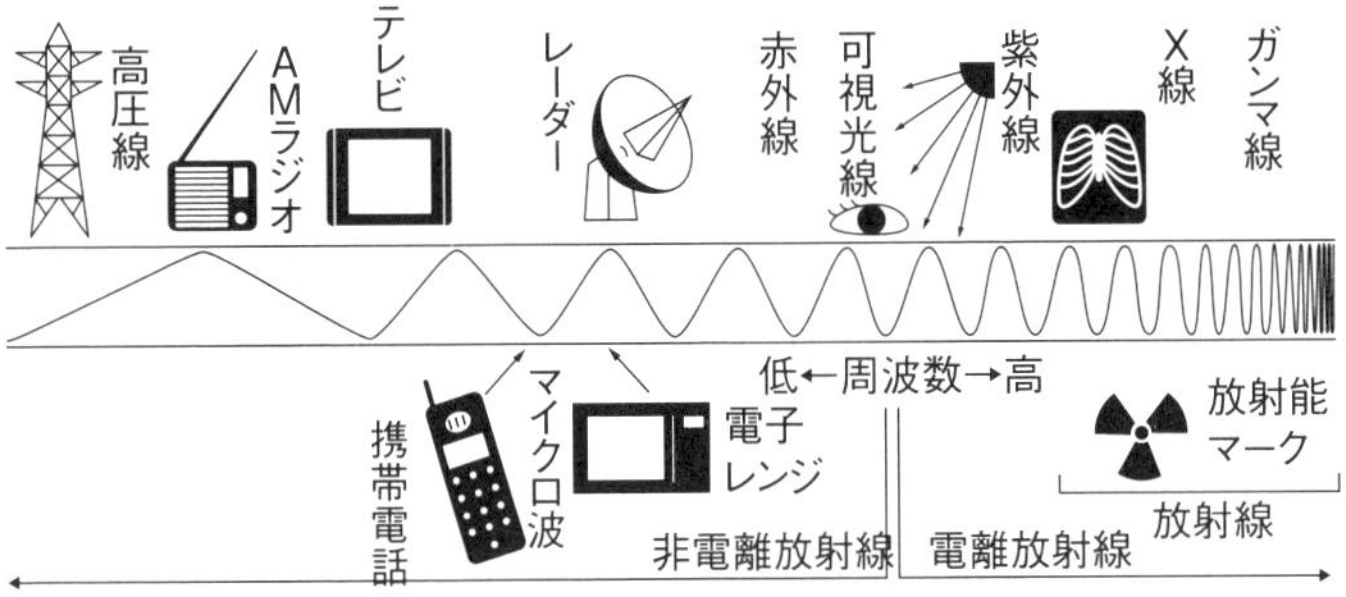

出典）『危ない携帯電話』緑風出版より

きく転換させたい。

三・一一福島原発事故以来、放射性物質から出る放射線が大問題になっているが、この放射線も図5で見るとおり電磁波の仲間である。セシウムなどから放射されるガンマ線はエネルギーが高いため、X線をも含め「電離放射線」(電離作用がある)とよばれる。一方、テレビ・ラジオや携帯電話に使われている電波(高周波)及び家庭内の電気が出す六〇(または五〇)ヘルツの極低周波は、エネルギーが低く「非電離放射線」(電離作用がない)とよばれる。これまでエネルギーのみで危険性が語られてきたが、最近では全ての電磁波が「遺伝子毒性」(遺伝子情報に悪影響をもたらす性質)、「免疫不全」、「抵抗力減少」、「出産異常」を示すと考える必要が、各種の研究結果から指摘されるようになってきている。

課題は沢山ある。私たちは国に基地局周辺での疫学調査を要求しているが、所管する総務省に規制部門と推進部門が同居しており、未だに要求は実現していない。このためにも、携帯電話の推進省庁である総務省から規制部門を独立させる要求は緊急の課題である。この要求は行政と企業の癒着構造の温床を取り除く本質的要求でもある。

当面、自治体に働きかけた条例づくりの運動、住民の手による健康調査を広げる運動の中で、日本の現状を知らせる取り組みを行ない、世論に訴えていきたい。

裁判を支えたもの

一九九六年、最初に熊本で基地局建設反対の運動が始まって一七年が経過した。裁判については、住民はみんな初挑戦だった。「四～五年は覚悟せんといかんかなー」と始めた裁判であったが、こんなに長期になるとは思わなかった。よく続いたものである。

裁判はおもしろいもので、原告の真実に基づく主張を、被告側がごまかしの手口で否定してくれるので、法廷が開かれるたびに原告のやる気が呼び起こされた。もちろん弁護団の諸先生の適切なリードがあったからだと思う。

特に今の一連の基地局裁判では、次々と新たな地域で裁判が始まって、熱い新風が吹き込まれ、連帯の輪が大きく広がったことも長期の闘いを、苦しいだけでなく楽しい交流の場に変えた。ネットワークの傍聴支援、翻訳支援、裁判ニュースへの全国からの寄稿と募金などの広がりも原告に励ましと元気を与えてくれた。

裁判は原告が立証責任を負うことを初めて知り、住民側の立場での意見書や証人を敬遠される研究者・専門家が多い中で、これらを引き受けて下さった諸先生の勇気ある主張や証言等が、原告には大きな励みになった。中でも電磁波の人体影響という専門分野は、国際的にも研究途上にあり、加えて国内での研究が少ない中で、情報の入手と翻訳、電磁波測定や理論的な助言など、荻野晃也先生の精力的なご尽力があって闘えた裁判であった。

また、基地局裁判の弁論には、この課題への理解が不可欠であり、全弁護団の参加で実現した弁護団連絡会が大きな役割を果たした。この連絡会は一四回にわたって開かれ、弁護団の諸先生が手弁当で参加され、荻野先生にもそのほとんどに参加していただいた。

この記録は、従来の「健康被害の可能性」で闘った段階の裁判の区切りとしてまとめたものである。そして今、携帯基地局周辺で健康被害が現実のものとなり、延岡で新たな闘いが起こっている。国民の生命や健康を軽視する勢力との本格的な闘いがこれから始まる。歴史は決して携帯電話中継塔による電磁波公害を許さないであろう。

コラム五　反対運動を振り返って

御領訴訟原告団長　中原節子

一九九六年一一月、閑静な住宅地に四〇mの巨大鉄塔を建てる話が突如持ち上がり、予定地は工藤幸盛さんの自宅の裏でした。反対運動が始まり「託麻の環境を守る会」をつくって初代会長に工藤さんがなられました。

日頃の工藤さんの人柄から、移転を求める調停申立人には四八〇人も集まり、調停が不調に終わったとき、「ここに絶対建てさせない」と自宅の作業小屋の二階に三〇人位は集まれる集会所を作り、ここが拠点になり、連日の反対運動の先頭に立って頂きました。座り込みの時は奥さんの浩子さんや近所の人々と一緒に炊き出しを行ない、集会所は食事どころにもなりました。

あれから一六年、撤去を願っていた工藤会長は六年前に他界されました。今も工藤さんの遺志を受け継ぎ、集会所は地域の撤去運動の拠点になっています。

私が住んでいる地域は電磁波も強く、私も六～七年前から耳鳴り、偏頭痛、めまいがするので、病院で検査をしてメニエールと言われました。北里病院やそよかぜクリニックでも診て頂き、電磁波との関連もあると言われました。

また、主人も三年前から耳鳴りが始まり、筋肉痛で歩けなくなる症状を繰り返していま す。病院の検査でも原因が分かりません。

周辺の住民の中にも耳鳴り、頭痛、筋肉痛、脳疾患、心疾患などの症状が増え、電磁波の影響ではないかという不安が払拭できません。このままでは、水俣病公害の二の舞になると思います。子どもや孫のためにも、国は早急に疫学調査をして、基地局問題の対策をとって欲しいと思います。
最後に、工藤幸盛さんのご冥福を心よりお祈り申し上げます。

コラム六　私たちが裁判を起こした理由を振り返って

別府市荘園六組原告代表　小畑光朗

すでに福岡高裁により棄却判決が出て三年となり、原告住民の老齢化をも加え、次第に裁判時の気持ちが風化してきています。しかしながら現実には、間近にNTTドコモの高さ四〇メートルの携帯電話電波基地が稼動しています。我々住民は複雑な思いで毎日その鉄塔を眺めている次第です。

思えば、私たち荘園六組の住民は九五％が中継塔建設に反対していました。反対する大きな理由は、近くに県立の養護学校が三つあり、その中には筋ジストロフィーの患者や心臓のペースメーカーを入れていた生徒が日々死と向き合いながら必死に生きていること。

次に、近くに旧国立の大病院が二つあり、いずれもペースメーカーを利用している患者が六〇人近くいて、病院内での携帯利用を認めてなかったこと。さらに、先進医療発達センター病院、保育所や児童館など公共施設が目白押しの地区ということです。

こんな、環境のよい風致地区で、しかも住宅街の真ん中にNTTドコモが中継基地を建設したのです。公共機関から離れた場所に空き地がたくさんあり、どこにでも建てられる状況下で、あえて、このような文教地区でしかも、風致地区に建設するという企業倫理を許すことができなくて、裁判に訴えたのです。

日本における中継塔の電磁波問題は、環境汚染ということから、納得できない問題として今後も続くのではないかと思っています。

コラム七　携帯電話基地局建設に思う

ドコモ三瀦基地局移転要望の会
原告　川勝聖一

私たちは、一九九九年から、ドコモと携帯電話基地局の移転を求める運動をしてきました。その中で、ドコモとの話し合いは二年余りで一七回に及び四カ所も移転候補地を探して努力を示しましたが、ドコモの対応はウソ、ゴマカシ、脅し等も数えられないくらいあり不誠実なものでした。その上、ドコモから「工事妨害」にデッチあげられました。

私たちはこのやり方が許せなくてドコモを司法に訴えて、この八年間闘ってきました。

裁判は未経験で大変でしたが、弁護団、荻野晃也先生、そして全国の支援の方々からの励ましで、最後まで頑張ることが出来ました。

特に、法廷で馬奈木弁護士、高峰弁護士がドコモ側の整合性のない主張を明快に切り捨てた時は、それまでの緊張した気分がさわやかになったことを思い出します。

ここ三豬ではドコモが電波を発信して、すでに一〇年が経過しました。近隣の方々からは「体調がすぐれない」という声を聞きます。

私たちは、健康調査等は行なっていませんが、私自身も耳鳴り、頭鳴り、視力の低下、睡眠障害にも悩まされて薬を服用しないと眠れなくなりました。妻も視力の低下、肩こりもひどく、特に「キーン」という金属音の耳鳴りもひどいようで電話も聞き取りにくいと言っています。

延岡市では住民自身が電磁波による健康調査を行ない、健康被害を争点とした裁判が闘われています。いよいよ判決ですが、裁判長の勇気ある公平な判断がなされることを切に願い、電磁波による健康被害で悩まされている方々が、一日も早く救済されることを祈っています。

第二部　九州中継塔訴訟／訴訟別報告

第一章　沼山津中継塔裁判について

弁護士　三藤省三

仮処分申立までの状況

沼山津に携帯電話の中継塔が建設されることを地元住民が知ったのは、一九九六年九月六日のことである。この日、中継塔建設を予定していた九州セルラー（その後ＫＤＤＩとなる）から、住宅地のすぐ近くに高さ四〇メートルの鉄塔を建てることが、説明会と称する場で地元住民に一方的に通告された。建築確認も得ていてすぐにでも工事にとりかかりたいとの意向であった。

沼山津の住民は、業者側のこの一方的な通告を聞き、鉄塔による電磁波の人体に対する影響を懸念するとともに、地盤のわるい土地柄ゆえに地震や台風による倒壊のおそれも心配することになった。とりわけ、周囲の女性からは、電磁波による健康被害をおそれる声が強く出された。

沼山津の中継塔建設をめぐる問題が弁護士のところに相談されたのは業者による通告があってから半年ほどしてのことである。弁護士としては、地元住民が、電磁波の影響をおそれて、鉄塔を建てさせたくないという気持ちは理解できるものの、日本の法制度では、建築確認を得ている以上鉄塔を建てさせないというのは極めて困難なことといわざるをえない。そこで、正面切って鉄塔を建てさせないというのではなく、仮に鉄塔が必要であるとしても、近くに代替地を確保できる余地があるので、業者との話し合いによって鉄塔の建築場所を住宅地から離れたところに建てるようにしたらどうかと考えた。そして、この考えのもと弁護士は地元保育園の保護者会長とともに、九七年七月一五日福岡の九州セルラー本社に出向き、鉄塔の建築場所の変更を申し入れた。ところが、九州セルラーでは、すでに代替地については、一度提案したが地元住民に断られたことがあるので、応じられないとの頑なな対応であった。

この業者側の対応により、計画されていた予定地での鉄塔建設を阻止するため、地元住民は否応なく法的手続きをとらざるを得なくなった。この種事案で法的手続きをとるには弁護団を組む必要があるが、資金手当てが困難な事情もあるので、相談を受けた私がひとりで代理人活動をすることになった。

仮処分申立と審尋の経緯

一九九七年八月二二日、沼山津住民は熊本地方裁判所に中継塔建設工事差止めの仮処分を申し立てた。申し立てにあたっては、差し止めの理由として電磁波による健康被害と地震や台風による倒壊のおそれをあげたものの、これらの理由としては仮処分の段階では抽象的な主張にとどまらざるをえなかった。むしろ、沼山津は地下水の湧水地帯であることから、鉄塔の基礎工事により地下水が汚染されるおそれがあることに主張の力点をおくことにした。その準備として地下水に関する地元の専門家のアドバイスを受けるため、学者と接触して話を聞くなどした。しかし、後日になって、こちらが接触した学者が九州セルラー側について、工事をしても地下水には影響がないとの意見書を出してきた。弁護士であれば、当事者の一方から先に相談があれば、そのあと相手方につくなど考えられないことであるが、学者にはそのような倫理観など必要ないことをそのとき思い知らされた。

仮処分の申し立てにより、熊本地裁では申立人である住民と相手方である九州セルラーから主張や事情を聞く審尋という手続きを五回開いたが、結局鉄塔の差し止めを求める理由はないとして、一九九八年五月一一日申し立てを却下する決定をした。そこで、住民らは直ちに福岡高等裁判所に即時抗告の申し立てをした。他方、この間裁判手続で鉄塔建設を阻止するためには、もっと具体的な法的主張を展開する必要があると考え、住民側に協力してくれる専門家、とくに学者を探していた。そうしたところ、京都に本部のある国土問題研究会（国土研）という専門家グループがあることを知った。そこで、藁にもすがる思いで国土研に協力を求めたところ、たまたま当時理事長をしておられた志岐常正先生が佐賀のご出身であったことから、九州に里帰りするので沼山津の現地をみていただけるということになった。志岐先生は、堆積学の分野では、著名な学者であるが、同先生との電話や手紙のやりとりでは、「鉄塔」ごときの問題ということもあって、国土研でどこまで協力できるかはおぼつかないとの感じであった。ところが、現地を見ていただいた結果は、確かに地盤の悪いところに四〇メートルの鉄塔というのは、住宅地の近くでもあり、住民が反対するのは十分理解できるとのことであった。

志岐先生には、この現地の視察をきっかけに裁判に協力してもらえることになり、国土研にも取り組みを働きかけてみるということになった。他方、他の専門家にも協力依頼ができないかということで、地質学者の松本幡郎先生、民間コンサルタント会社や著名な建築設計事務所にアドバイスを求めたりもした。

そのなかで、ある土木のコンサルタントからは、地震や台風による鉄塔の倒壊の可能性をコンピュータで解析してもらうことができた。しかし、土木と建築とでは設計基準がやや異なるところがあるため、仮処分の裁判資料として十分生かすことができなかった。ただ、志岐先生には、福岡高裁での審尋（一九九八年一二月二一日）の場に同席していただき、担当裁判官に本件鉄塔予定地の地盤上の問題について直接意見を述べてもらうことができた。

福岡高裁での仮処分の抗告審でも審尋は五回行なわれ、上述のとおり志岐先生の意見陳述もあったが、一九九九年四月二日抗告を棄却するとの決定が下された。建築確認がおりている鉄塔建設には、住民に差し止める権利はそもそもないかのような「結論ありき」の判断であった。

(1)　本案訴訟の経緯（原審）

鉄塔建設差し止めの仮処分手続きが、不首尾に終わったことから、沼山津住民は福岡高裁の抗告を棄却する決定があったあと、九九年四月二二日に熊本地裁に鉄塔工事禁止の本案訴訟を提起した。仮処分手続きでは、法的主張や立証方法が限られていることもあって、さらに時間を掛けて徹底的に争うことになった。但し、本案訴訟の提起にあたっては、仮処分の申し立てのときとは異なり、代表者的な人に原告になってもらい提訴することになった。

ところで、沼山津での鉄塔建設工事の差し止めを求める本案訴訟は、仮処分手続きのときと同様、主として地震や台風による鉄塔倒壊の危険性を理由とするものであった。中継塔建設にあたって地元住民が反対したのは、いうまでもなく電磁波による健康被害をおそれてのことである。そのため、電磁波による人体への影響も差し止めの理由にし、御領の弁護団とともに萩野晃也先生の協力を得て裁判を進めることにはしていた。

しかし、沼山津に関しては、地下水の豊富な湧水地帯であるため地盤が極めて軟弱であるという事情があった。加えて、付近に布田川・日奈久断層という大きな活断層があり、地震になれば、本件鉄塔は激しい震動に見舞われ、鉄塔が倒壊するおそれがあることも分かった。このような沼山津の特殊な事情から、本案訴訟では鉄塔の倒壊のおそれに力点をおいた主張立証をすることになったものである。

沼山津の本案訴訟は、上述のような経緯から、中心的な争点は、本件鉄塔が地震や台風によって倒壊するおそれがあるかどうかにあった。倒壊するおそれがあるかどうかは、鉄塔の特に基礎部分となる杭構造の安全性にかかわることになるが、安全性の有無を論ずるには、設計や地盤の特性とともに地震力や風力をどう想定するかが問題となる。したがって、専門家の協力なしには進めることのできない科学上の論争の伴う裁判となった。

業者の九州セルラーは、資金力にものを言わせ、学者や民間コンサル会社を使って詳細な資料をもとに本件鉄塔が安全であることとの主張・立証をしてきた。これに対し、住民側には当然のことながら資金力がないので、良心的な地元の学者や国土研の学者・専門家に頼るほかなかった。それでも国土研の先生方には親身になって相談に乗っていただき、本件鉄塔の危険性について裁判所に提出する鑑定書や意見書を何通にもわたって作成していただいた。のみならず、国土研の学者のうち志岐常正先生と奥西一夫先生には熊本地裁に出頭して証人として証言もしてもらっている。

志岐先生に証言していただいたのは、二〇〇一年一〇月一五日と同年一一月一二日であり、奥西先生に証言していただいたのは、二〇〇二年一月二一日と同年三月二九日である。志岐先生には地質学（堆積学）の専門家として本件鉄塔地付近の地質の特殊性を説明していただいた。九州セルラーは本件鉄塔地は洪積層であり地盤は安定しており、粘土質でもあるので液状化もしないと論じていた。これに対し、志岐先生は、洪積層といっても沖積層との境目に位置しており、地盤は地下水で飽和されているので、極めて軟弱であることを説明された。さらに、本件鉄塔地は、布田川・日奈久断層の近くにあり、この断層が単独もしくは連動して動けば、鉄塔地が大きな地震動により危険な状況となることを警告の意味も込めて述べられた。

奥西先生は、地すべりの研究の専門家であるが、本件訴訟のために作成された国土研の鑑定書にもとづき本件鉄塔地の地盤の性質等につき証言された。本件鉄塔地は、確かに砂質優位の地盤ではないが、それでもなお液状化もしくは地盤劣化のおそれがあること、液状化もしくは地盤劣化した場合には、隣接する川（井筒川）に向かって側方流動の可能性があり、地盤が流動すれば鉄塔の基礎杭が破壊され本件鉄塔が転倒するおそれがあること等を説明された。

これに対し、九州セルラーは、液状化の専門家であり中央大学理工学部の国生剛治教授を証人として押し立ててきた。国生教授は、本件鉄塔地は液状化しにくい地盤であり、仮に大きな地震動があっても側方流動を起こす可能性はないと論じて志岐先生や奥西先生とは対立する見解を示した。しかし、国土研でご協力いただいた先生のなかには、国生教授と「同様の」液状化の専門家がおり、国生教授への反対尋問にあたっては、その専門家のアドバイスを受けることができた。そのため、反対尋問の鋭さに国生教授も一瞬驚かされるような場面もあり、後日談では、同教授は「もう二度と裁判の証人にはならない」と述べられていたとのことである。

沼山津の本案訴訟では、本件鉄塔の倒壊のおそれを立証するため、国土研の調査報告書を書証として提出し、志岐・奥西先生の証人尋問を実施した。このほかに政府の地震調査委員会が発表した布田川・日奈久断層を震源とする地震の発生確率や想定される地震規模の資料も書証として提出している。この調査委員会の報告書は、最新の科学知見をもとにしており、結論的にいえば、布田川・日奈久断層を震源とする地震はいつ起きてもおかしくはなく、規模もマグニチュード七程度が想定されるというものである。

このような住民側の主張・立証を経て、二〇〇四年六月二五日熊本地裁の判決が言い渡された。御領の判決と同じ日であったが、残念ながら沼山津についても住民敗訴の判決となった。本案訴訟では、かなり詳細にわたり、地震による本件鉄塔の倒壊・転倒の危険性を指摘していたが、裁判所は政府の地震調査委員会の報告書すら無視して九州セルラーの言い分を認めてしまった。そのために、判決ではあえて過去の文献を引用し、布田川・日奈久断層では差し迫って地震が起きるわけではなく、起きても本件鉄塔に影響するような地震動にはならないと一方的に決めつけている。

また、沼山津でも電磁波による健康被害を差し止めの理由にし、御領裁判で提出されていた萩野先生の意見書等を含め関連文献を書証として出していた。しかし、判決では、御領と同様中継塔の発受する電磁波が健康にどれだけの被害を与えるか科学的に未解明であるとして差し止めの理由にはならないとした。原告住民からすれば、この判決が承服し難いものであることはいうまでもなく、福岡高裁へ控訴申し立てをすることになった。

(2)　本案訴訟の経緯（控訴審）

福岡高裁での控訴審は、二〇〇四年一〇月一日から始まった。当初控訴審の裁判長からは、「どうして裁判にまでなっているのか。話し合いで解決する道はないのか」と述べて当事者双方へ検討を促した。しかし、一審判決後、住民の反対運動を無視して強引にも鉄塔工事が強行されたことから話し合いによる解決への道は閉ざされ、控訴審は差し止めから撤去を求める裁判に切り替えて続行することになった。

控訴審では、鉄塔の転倒・倒壊のおそれをさらに補充すべく国土研の協力を得て意見書を追加提出した。また、政府の地震調査委員会では、布田川・日奈久断層に関し、想定される地震動による強震動の評価もなされていた。その評価では、本件鉄塔地は震度六ないし七の地震動となるとのことであった。このような事情もあり、控訴人である住民側では、再度国土研の奥西先生に証言をお願いすることになった。なお、電磁波の関係では萩野先生が楡木裁判で証言された証人調書等を書証で提出した。

奥西先生の控訴審における証言は、二〇〇七年九月二六日と二〇〇八年一月二三日に行なわれた。奥西先生は、地盤が地震動によって攪乱を受け、強度を失うメカニズムを説明し、政府の地震調査委員会でも付近の断層でマグニチュード七規模の地震を想定しているので、本件のごとき鉄塔は危険このうえなくすみやかに撤去すべきであることを述べられた。奥西先生の証言は、論理的かつ明晰なものであり、相手方の反対尋問にも理路整然と真正面から答えられていた。

以上のような控訴審での審理を経て、二〇〇八年一〇月二九日控訴審での判決が言い渡された。控訴審では鉄塔の倒壊の危険性について詳細な補充の立証をしたが、それでも再び住民敗訴の判決となった。通常の訴訟であれば、政府の地震調査委員会が出した報告書であれば、公的なものとして無視できないはずであるのに、この報告書の内容には触れずに判断するという大胆かつ無謀な判決であった。控訴審判決に対しては、上告受理の申し立てをしたが、この申し立ても最高裁によって却下されてしまった。いずれにしても、一連の結果は、民の主張を軽んずる司法の姿勢によるものと評するほかない。

おわりに

沼山津の中継塔をめぐる裁判は、仮処分の申し立てから本案訴訟の最高裁における決着まで一二年余の歳月を要している。ずい分と長い闘いであったが、住民が理不尽な企業行動に待ったをかけ、団結しながら地域を守ろうとする取り組みは、民主主義の真の活動として高く評価されてよいと考える。結果的には中継塔の建設阻止も撤去請求も実現しなかったが、時代の先を読み電磁波のもつ問題に社会の目を向けさせ、警鐘を鳴らしたことは必ず後の世でも見直されることになると確信している。あわせて、電磁波の生体（人体）に及ぼす影響が科学的にも一日も早く明らかにされることを祈念するものである。

第二章　熊本市御領訴訟

弁護士　三角恒

託麻の環境を守る会の発足と調停申立

御領地区の裁判は一九九六年一一月、当時の九州セルラー（現ＫＤＤＩ）の説明会に端を発すると言ってよい。

そのときの説明会がはなはだ不十分であり、工事着工を決めつけたようなものであったことから、住民は九州セルラーに対して強い不信感をいだいた。当時の熊本市長に対して建築反対の陳情を行なったところ、建築確認が済んでいることが判明したこともあり、その年の一二月には御領地区の住民で「託麻の環境を守る会」を設立し、後に原告の団長を務めた工藤幸盛が初代の会長になった。

九州セルラーは、この工藤幸盛の自宅の裏隣に携帯電話中継塔を建築しようとしたのである。

一九九七年九月一日、御領の住民四八〇名で熊本簡易裁判所に調停申し立てを行なった。調停は三回実施されたが、九州セルラーは当初から話し合いに応じるような姿勢はなく、調停は一九九八年三月二〇日、不調になった。

最初調停を行なったのは、当初から建設禁止の仮処分決定を取るという方法を取るには余りにも情報不足であり、むしろ住民の反対運動にかける熱意と住民の数の力で九州セルラーを圧倒し、九州セルラーを説得するためである。

工事着工反対行動と仮処分申立

(1)　強行工事に抗議して座り込み行動を開始

一九九八年六月一日、工事着工が確実な情勢となったため、住民は強行工事に抗議して座り込み行動を開始した。また、同年六月三日、御領住民五一名で鉄塔建築禁止を求め仮処分申し立てを行なった。仮処分の申し立ての理由は、携帯電話中継塔を建築した場合の倒壊の危険性及び電磁波の健康影響であった。

当初は中継塔の建築の構造計算に問題があるのではないかという視点で専門の建築士に依頼して構造計算をやり直し、中継塔が本当に台風等の風圧や地震に耐えうるだけの設計を行なっていたのかという検証も行なった。そしてそのうえで 裁判所には数度に亘り工事自粛要請の行動を行なったが、それでも九州セルラーは工事を強行しようとする姿勢を崩さなかった。

いよいよ工事を開始するという動きの中で、仮処分で対抗するためにはもっと抜本的な理論武装をする必要があった。本来、御領地区の住民の不安の一番大きいところは倒壊の危険もさることなから、電磁波は本当に安全なのかという素朴な疑問からきていた。その意味では電磁波問題を中心に据えて仮処分を行なうべきであったと言える。

しかし、電磁波の危険性については当時研究途上であり、賛否両論がある状況であり、電磁波問題を全面展開するには理論武装に難があるという点は否めない。

そこで、仮処分の中ではより具体的な危険性を主張するという意味で倒壊の危険性を中心にすえるという戦術をとった。

そして、御領地区の住民たちの話を聞くと、御領地区というのは、阿蘇の火山灰が複雑に堆積したところであり、元々地盤が弱く、一旦建てた建物が傾いたりした例がいくつかあるというような指摘を受けた。よって御領地区の地盤について地質学的にその問題点を指摘する必要性があった。

この点については地質学者として著名な元熊本大学教授・理学博士である松本幡郎に意見書を書いてもらい、御領地区の地盤が託麻砂礫層という火山灰を基礎とした地層であり、軟弱地盤であるという指摘をしてもらった。また法廷でも参考人尋問という方法で御領地区の地盤の問題点について尋問を行なった。

このような審理の経過中にはさすがに九州セルラーも工事を強行できず、住民の継続的な座り込み行動の効用もあり、一旦は杭打ち機を強行搬入したが、一九九八年一〇月五日九州セルラーは工事の一時中断を表明した。これに対応して住民側も座り込みを解除した。

(2) 仮処分却下と工事強行

一九九九年一月一四日熊本地裁は仮処分を却下した。住民側は福岡高裁に即時抗告の申し立てをした。しかし九州セルラーは仮処分の不服申立期間である二週間の経過を待たず、二月一日には強行工事を開始した。御領地区の住民は座り込みを再開した。建築工事現場に隣接した住民宅で毎日待機するなどして反対運動は熾烈を極めた。九州セルラーはガードマン等六〇人で暴力的に住民を排除して工事を強行した。そのため住民の中にはけがをした者が続出した。住民はほとんどが老人や主婦であり、かたや屈強な男性が住民をごぼう抜きするような九州セルラーのやり方は目に余るものがある。当時の状況については写真が証拠として残っている。

また九州セルラーの工事の状況については、同年二月一四日以降、継続的に住民によってビデオ撮影がなされ、基礎工事のほぼ全過程がビデオ撮影された。ビデオ収録時間は全部で六〇時間を超えており、厳冬の中で連日ビデオを終始回し続けた住民の執念がその後の御領地区の裁判及び運動を支える重要な材料を提供した。

このときのビデオについては、その後九本にまとめ、防災に関する専門家である崇城大学教授の村田重之に見てもらい、意見書を作成してもらった。ビデオを全巻詳細に吟味する中で、そのときの基礎工事が如何に杜撰でいい加減なものであったのかについては、村田重之の意見書で余すところなく展開していただいた。言うまでもなく、このときの意見書はその後の福岡高裁における審理やその後本訴に移行した後の住民側の有力な武器となった。

(3)　福岡高裁への抗告

住民側が福岡高裁へ抗告しても九州セルラーの姿勢は強行であり、福岡高裁の工事自粛要請に対しても全く聞く耳を持たなかった。のみならず九州セルラー側は住民をねらい打ちするように工事妨害禁止の仮処分を申し立ててきた。住民側は九州セルラー本社での抗議交渉、博多駅前チラシ配布などで九州セルラーの横暴とも言うべきやり方に対して世論に訴えてきた。

熊本地裁で工事妨害禁止の仮処分の審尋がなされ、最終的には九州セルラーは工事妨害禁止の仮処分を取り下げた。当然のことであった。

しかし、一九九九年九月三〇日、福岡高裁は住民の抗告を棄却した。

九州セルラーは同年一二月八日わずか二日で基地局の鉄塔の組み立てを完了した。

住民側は鉄塔の撤去を求めて一九九九年年一二月二〇日熊本地裁に本訴を提起した。

熊本地裁への提訴

(1)　電磁波の危険性を論点の中心に

熊本地裁での本訴では、住民側は、中継塔倒壊の危険性のみでなく、電磁波の健康にもたらす影響についても正面に据えて、主張を展開した。また、九州セルラー側が住民に対して暴力的に工事を強行しようとすることについても権利濫用であることを主張して工事の差し止めを主張した。

住民側では膨大な立証計画を立てて、立証を尽くすことになった。倒壊の危険の関係で第一〇回口頭弁論において松本幡郎、村田重之に対する証人尋問を実施した。第一三回口頭弁論において被告側の現場監督杉原浩二の証人尋問が行なわれた。

第一四回口頭弁論において電磁波の危険性の関係で研究者の荻野晃也、ホスメック・クリニック院長の三好基晴の証人尋問が実施された。

九州セルラー側は、村田重之の「埋込み杭施工指針」に反するという意見書に反論するため、この「埋込み杭施工指針」作成委員会の委員長を務めた榎並昭の意見書を作成して、裁判所に提出してきた。この榎並昭に対する出張尋問が東京地裁で行なわれた。

第一七回口頭弁論において住民側の原告本人尋問が実施された。

住民側は、前後してニール・チェリーの翻訳意見書を裁判所に提出した。

二〇〇三年九月二六日第一八回口頭弁論において裁判は結審となった。

住民側は提出したビデオを裁判所において検証するように申し立てており、これを無視するような裁判所の姿勢に対しては法廷で厳しく批判している。裁判官忌避も辞さないという激しいやりとりを経て、最終的には住民及び代理人弁護士の意見陳述を経たうえでの結審であった。

二〇〇四年六月二五日、請求棄却の判決。同日に判決があった沼山津裁判と合同して報告集会、記者会見を行なった。その後、地元での住民報告集会を経て控訴を決定した。

住民側は判決直後上京してＫＤＤＩ（九州セルラーから変更）に対して要望書を届けるも、ＫＤＤＩの対応は門前払いであった。なお、そのとき上京した住民の報告によると、ＫＤＤＩには上京団のために大勢のガードマンが待機していたという。

(2)　熊本地裁判決の問題点

倒壊の具体的危険性について

①　住民側は、本件の地盤が託麻砂礫層という軟弱かつ不安定な地盤であり、不等沈下の可能性が高いことを指摘した。これは特に松本幡郎の意見書や実際にボーリング調査を住民側で実施した結果に基づくものであった。また、ビデオをみれば掘削した土砂の状況等松本幡郎の指摘の正しさが視覚的にも理解できるものであった。

さらに、住民側は、本件の土地の地盤は透水性が高く、杭と地盤との間のセメントミルクの流出の可能性が高いこと等を主張した。これは九巻のビデオを子細にみた上で書かれた村田重之の鑑定意見書をもとに主張したものである。

②　住民側は、本件では支持層の部分について深掘《ふかぼり》がなされ、支持層を突き抜けていることがビデオ撮影の結果から判明していること、またパンチング破壊（支持杭の先端支持力が低下し、

鉄塔の自重により支持層が破壊されること）の可能性等について村田重之の鑑定意見書をもとに指摘し、さらに、杭の先端支持力について問題があることを主張した。

③　住民側は、セメントミルクの充塡が十分になされていないこと、杭と地盤とのすき間に土砂を投入していた現場の作業員の状況がビデオに残っていたこと、またセメントミルクが薄く水のような状態であったことがビデオからも確認できること、アスカクリーンを投入したという相手方提出の報告書についても村田重之の鑑定意見書をもとにはなはだ疑問があることと等、杭の周面摩擦抵抗力についても重大な疑問があること等を主張している。

しかしながら、これらの住民側の主張に対して、熊本地裁判決は、榎並昭証人の尋問の結果を鵜呑みにして、不当にも住民側の主張を排斥した。また、熊本地裁判決は、住民側が提出した九巻のビデオについてほとんど触れていない。そこで、控訴審ではビデオの検証を実際に裁判所で行ない、実際の工事の状況や地盤の問題点、セメントミルクの充塡状況等を裁判官に理解してもらう必要があることを確認した。また村田重之鑑定書の正しさを証明するために国土研の研究者の協力を得て、国土研に詳細な意見書を作成してもらうことを確認した。

電磁波の具体的危険性について

熊本地裁判決は、荻野意見、ニール・チェリー意見、三好意見について「世界的にみても日本国内においても、当該分野で十分に根拠のあるものとして通用しているとは言い難く、これを採用することは出来ない」旨述べている。

しかし、このような考え方は「健康被害が出るまで我慢せよ」と言っているに等しく、人体実験を容認するものである。問題は被害の確実性ではなく、被害発生の可能性があれば、それを規制することで人体被害の発生を防止しなければならないという予防原則の考え方について地裁判決は正面から論じていない。

予防原則の考え方を十分に尊重する必要があるということは、水俣病をはじめ産業優先の国の政策のもとでいくつもの悲惨な公害が発生したことに対して住民側が学んだ歴史的教訓である。その意味では、熊本地裁判決の考え方を受け入れることは到底できないものであった。そのため、住民側は、今後控訴審においてはＷＨＯを初めとする調査結果、さらには本件の御領地区の付近住民の健康調査を実際に実施することで健康影響に関するデータを収集し、電磁波の健康に及ぼす具体的可能性について主張・立証していく方針を確認した。

福岡高裁への控訴

(1)　福岡高裁の論点

御領地区の福岡高裁における第一回口頭弁論は、二〇〇四年一一月一五日行なわれた。当日は、福岡高裁の中で一番大きい法廷において当方から控訴状陳述、控訴申立理由書陳述を行ないＫＤ

DIからの答弁書陳述の後、パワーポイントを使っての意見陳述を行なった。携帯電話中継塔が発信する電磁波の健康被害に及ぼす影響について弁護士寺内大介が、鉄塔の倒壊の危険性について三角恒が、そして住民の反対運動の経緯について原告の宮崎周が、それぞれ写真やビデオあるいは図面などをパワーポイントを使いながら、裁判所及び傍聴人にわかりやすいように陳述した。

とりわけ宮崎周が訴えた「なぜわれわれはここまでして長い年月に亘り裁判を行ない、また裁判を継続しているのか」という住民の生の声は説得力があり、圧巻であった。

ところで、福岡高裁においてなすべきことは、次の三つである。

一つは鉄塔の倒壊の危険性について熊本地裁ではかならずしも十分な審理を尽くして判決を下したと思えないということである。熊本地裁の判決文には、たとえばビデオのことをほとんど触れていない。判決では、深掘の撮影時間が不詳などと述べているが、ビデオには何分何秒まで表示してあるのであり、ビデオに考慮をはらっていないことが分かる。控訴審ではこのように証拠の検証が不十分であったことについて訴えていく。

二つめは、電磁波の危険性についての基本的な考え方を、福岡高裁の裁判官に理解してもらうということである。電磁波の危険性というものは、その後の研究やデータの集積等によって変動しうるものであるということ、また、被害が起きてからでは遅いのであり、起きる前にきちんと規制していくという考え方が、国民の生命や健康を守るという見地からは重要である、という視点を立証していく。

三つめは、九州セルラーの工事方法が権利濫用であるということを明らかにする。

(2) 電磁波問題に関する準備書面提出

二〇〇五年二月七日、第二回口頭弁論が開かれた。その中で電磁波問題についての全面的な準備書面を提出した。

人間への影響は、人間で調べないとわからないという意味で、疫学の重要性を述べ、動物実験だけでは不十分であることを主張した。また次々と発表されている人体への悪影響の研究結果について明らかにし、安全性に疑問がある以上、予防原則の適用の必要性を強調した。そして現状をこのまま放置することは、周辺住民への人体実験を容認するものであるという指摘を行なった。

(3) 専門家三名を証人申請

同年九月一二日、第五回口頭弁論が開かれた。法廷では、この間に原告が提出した三つの「意見書」(①疫学調査に関して岡山大学教授津田敏秀、②電磁波の最新研究について荻野晃也、③鉄塔倒壊について国土問題研究会)を確認後、今後の立証計画を問われ、意見書の三名について証人をお願いしたいと意見を述べた。

同年一一月一四日、第六回口頭弁論が開かれ、これまでに提出した三件の意見書について説明するため、京都大学名誉教授で国土問題研究会理事長の奥西一夫、岡山大学教授の津田敏秀、電磁波環境研究所の荻野晃也の三名の証人申請を行なった。裁判長から原告側には「証人への質問内容を具体的に示して欲しい」と注文があり、良い感触だったが、証人の採否は持ち越しになった。

(4)　奥西一夫の証人尋問

二〇〇六年六月一二日第八回口頭弁論で証人尋問が行なわれた。奥西一夫が住民側証人として、住民側弁護士の主尋問に対し、約二時間に亘って専門的見地から、ひとつひとつ誠実に証言された。尋問の主な内容は、(2)熊本地裁判決の問題点（一六〇頁）のところで指摘した。

鉄塔の基礎部分の地層の特性および基礎工事の施工のそれぞれの問題点や矛盾点を指摘し、KDDI側の現地や周辺の事前調査が不十分でかつ施工にも問題があり、鉄塔の安全性を保証できるものがない事を証言した。以下証人尋問の要点を述べるが、その若干の経緯を含め説明する。

増永組の杜撰な施工発覚の経緯

御領裁判では、鉄塔基礎工事のほぼ全貌を、住民がビデオカメラで記録した。このビデオ映像を村田重之に鑑定の依頼をする中で、杜撰な杭施工が明らかになった。

本来、基礎杭施工はセメントミルクを注入して地盤と杭を一体化させることが目的であるが、ビデオ映像では、床掘の段階に本来ビッシリ付着している筈のセメントミルクが見られず、逆に杭と地盤に隙間が見られ、その隙間に作業員が泥土をスコップで入れているのが三カ所で記録され、一カ所では床掘底面で三分間に亘って隙間にスコップで泥土が投入されている映像が記録されていた。

即ち、地盤と杭を一体化させるためのセメントミルクが流逸して、確保されるはずの周面摩擦力が設計通りに期待できず、鉄塔倒壊の危険があることを村田重之の鑑定が明らかにした。

国土研の「検討報告書」で指摘の問題点が再認識

控訴審では、国土研に依頼して、「検討報告書：御領セルラー鉄塔の安定性について」を作成して頂いた。この「検討報告書」では、新しい観点から地裁段階での証拠のビデオや原告・被告の各書証を再検討頂き、村田鑑定書の正しさを証明して頂いた。この「検討報告書」では、鉄塔現場地盤の「第三層は透水性が良好な層であることから、この層に井戸を設けて生活排水用として利用」、また第五層は帯水層で「安定した湧水能力を有している事から透水係数も非常に高いものと判断され、被告側の地盤の透水性評価は明らかな見誤りであることは明らかである」として、「セメントミルクは第三層及び第五層からも漏逸した可能性が高いと考えざるを得ない。極めて重大な問題」、「セメントミルクが流逸して、確保されるはずの周面摩擦力がほとんど期待できないことが明らかになった」という指摘を頂いた。

現実と合わないＫＤＤＩ側の反論

この「検討報告書」に対しＫＤＤＩ側が反論を出してきた。第三層について「わざわざ深さ四m以上もの空井戸を掘削してそこに生活排水を廃棄したという国土研の主張こそ、常識に反したものである」、また、自らが行なった第三層の現場透水試験の結果を証拠に「第三層はむしろ難透水性の地層」と主張し、「粒度試験結果に照らせば、本件敷地地盤の第五層の透水性は第三層よりも更に低いと考えられる」と反論した。

この反論に対し、奥西一夫は証人尋問の中で現実の調査によって一つひとつその誤りを指摘した。第三層については、「常識に反する」というＫＤＤＩ側の主張に対し、熊本市の下水道が普及するまで普通に地域に広く存在していた「吸込みマス」（深さ四m以上の生活排水を流す空井戸）についての住民調査報告書を示し、更に、この生活排水用井戸の存在がＫＤＤＩ側の難透水性の地層との指摘と矛盾すること、このことから「ＫＤＤＩ側の透水試験が第三層のすべてを代表しているわけではない」と批判した。

ＫＤＤＩ側の調査により泥水の流逸現象発覚

また、奥西一夫証人は、第五層について基地局周辺に残っていた生活用水用の二つの井戸について、「現在はこの水が涸れていますが深さ二二mであることから、井戸水が使われた時期に、この地層が帯水層として機能していたことが分かります。帯水層というのは地下水を含んでおり、その地下水が流動しやすいということです」と証言している。決定的な証言では、ＫＤＤＩ側の証拠に「ボーリング孔の中に残した泥水（流逸しないために粘性係数を高める目的でベントナイト等の泥物質を加えたもの）の水位が一晩のうちに地下水位のところまで下がったという事実がありま す」。「これはとりもなおさず逸泥現象、泥水の流逸が起こったということにほかならないわけで、このことから、セメントミルクについても流逸する可能性を秘めた地層であるということが言えます」と指摘された。

奥西一夫の証言の結論として、「事前の調査が十分でなかったために地盤の透水性を過小評価したのではないかと考えられます。そのために、基礎杭と地盤を結合させるセメントミルクの施工において不十分さが生じて、そのために十分な安全度を持った鉄塔を建設することができなかったのではないかと、そのように考えております」と明言されている。

同年九月四日、第九回口頭弁論で証人・奥西一夫へのＫＤＤＩ側の反対尋問が行なわれた。ＫＤＤＩ側の反対尋問には拍子抜けであった。争点を真正面から争うのでなく、関連する基礎工事の一般的な事柄の確認を行なう質問がほとんどで、証人に意見を聞く質問は僅かであった。

それでも、原告側補足質問で基地局周辺井戸の水位調査結果によるセメントミルクの流逸の証拠の補強と、ＫＤＤＩ側の反対尋問資料を利用し群杭問題主張の批判を奥西一夫から証言して頂いたことは大きな成果だった。

(5) 津田証言

同年一一月一三日、第一〇回口頭弁論で、疫学の専門家の津田敏秀に住民側証人として証言をして頂いた。

津田敏秀には主に次の点について証言して頂いた。

最初に、三潴裁判でのドコモ側の証人野島俊雄の意見書や証言を引用し、ヒトへの影響を判断する際の疫学研究結果の役割について証言して頂いた。即ち、野島証人が「疫学調査で関連性が示されても因果関係が立証されたことにはならない。因果関係の立証には動物実験によるメカニズム解明が必要不可欠」と言っていることに対し、津田証人は「因果関係の立証には、疫学研究の結果で影響が示されておれば動物実験によるメカニズム解明は必要不可欠ではない」「動物実験は因果関係を探る場合、補助的なもの」「この考え方は各国共通。疫学が直接的に因果関係の存在を明らかにする方法論であり、野島証人は疫学の基本的なところが解っていない」など証言した。

その他、「バイアス」や「交絡要因」など疫学研究の基本について裁判官に認識を促すことができた。

また三つの提出資料を示して、津田敏秀の見解を証言して頂いた。

① 『読売新聞』（二〇〇六年一一月九日）の［環境ルネサンス］の電磁波特集「（3）葬られた疫

学からの警鐘」に紹介された、兜真徳の研究が文科省で「科学的価値が低い」と「C評価」が下されたことについて「資格のない方々の評価、大学の研究を高校生が評価したようなもの」である。また、兜論文が専門誌『国際がんジャーナル』に掲載されたことについて「国際的に最も権威のある三専門誌の一つ、競争が激しい中で疫学研究の専門家の評価が高かったことを示している」と証言した。

② 市民が行なった公開質問状に対する多氣昌生教授の回答の中で、健康影響の根拠としての必要条件として「①再現性があること、②曝露による結果が健康にとって悪影響であること」と指摘していることについての批判がなされた。

③ 「My News Japan」のウェブサイトに掲載された植田武智レポート「ケータイ安全性評価、たった一匹だけで判断、総務省にデータ偽造の疑い」について「人間一〇人の事例でも無責任論文と言われるものもある。一匹など論外だ」との指摘がなされた。

二〇〇七年三月一二日、第一一回口頭弁論が開かれ、津田敏秀へのKDDI側の反対尋問が行なわれた。津田敏秀へのKDDI側の反対尋問は予想外にあっけないものであった。KDDI側の尋問は、自らに都合の良い書証の内容について津田証人に確認のみを行なうもので、これに対して津田証人が翻訳文については「原文を見せて欲しい」と注文を付けたため、その後KDDI側はしどろもどろとなった。

ＫＤＤＩ側は、総務省の携帯電話の疫学調査結果を反対尋問用の書証として提出してきたが、結局この部分には触れずに終わった。そのため、住民側代理人の補充尋問の中でこの疫学調査について質問を行なっている。

⑹　御領控訴審報告／新たに電磁波測定を要求

同年五月二八日、第一二回口頭弁論で、住民側は新たな要求を行なった。それは、ＫＤＤＩに対し、本件鉄塔の電磁波測定を要求すると共に、住民側としても電磁波測定を行なうため、測定に必要なデータの求釈明を行なった。これは、一審判決では、対象の御領基地局からは電波が発信されていないにもかかわらず、判決文では「本件鉄塔から放射される電磁波の束密度は〇・〇〇〇一七八㎽／㎠かせいぜい〇・〇〇〇〇五㎽／㎠程度であって」と書かれており、これはＫＤＤＩ側が提出した本件鉄塔と同程度の他地域の鉄塔の測定データであることから、控訴後に発信を始めた本件鉄塔の電磁波測定を要求したものである。

ＫＤＤＩは御領基地局の電磁波測定結果報告書を提出した。

⑺　住民側が健康調査結果を提出

二〇〇八年四月七日、第一六回口頭弁論において、住民側は基地局周辺の地元住民の健康調査の結果を報告書として提出した。ＫＤＤＩ側は、住民側の求釈明への回答と反論を出してきたが、住民側は回答になっていないため準備書面で再度の求釈明を行なった。裁判長からも疑問が述べられ、KDDI側は求釈明について検討を行なうとした。住民側は、KDDI側の求釈明を待って測定結果についての意見書を検討していること、また、健康調査結果について次回までに専門家に診てもらい報告書提出を予定していることを述べた。裁判所からは主にKDDI側に、電磁波の測定方法が法定のものに沿っているか、幅のある周波数の場合の電力束密度への換算方法についてなど、その根拠を提示するよう求めた。

同年六月九日、第一七回の口頭弁論が開かれ、住民側は、今後の立証として健康調査に関して専門家の意見も聞いて報告書を提出すること、電磁波強度問題では証人尋問を求めた。KDDI側は測定に関する根拠と、健康調査に関する反論書を提出する予定であると告げた。

法廷終了後、別室での進行協議が行なわれ、裁判長よりこの控訴審は今年で四年経過となる、エンドレスに続ける訳にはいかず、計画的に進めるようにという提起があった。

(8)　坂部証言

二〇〇九年二月一六日、第二一回口頭弁論で、当時北里大学薬学部教授であり、北里大学北里研究所病院臨床環境医学センター長を兼務されている坂部貢が、福岡高裁で証言した。以下要点を述べる。

北里大学における電磁波障害の臨床研究

北里大学では、二〇〇五年に、厚生労働科学研究費で電磁波の健康影響を研究し、報告もしており、「化学物質が原因ではないかと思って来た患者が化学物質の曝露要因から離れても改善しない場合、アレルギーなどの生物学的要因、ストレスなどの心理・社会的な要因等を除外診断した結果、電磁波との関連性を疑うというケースが多く、電磁波障害を疑われた患者が曝露要因から離れると、症状が改善したケースも複数ある」とのことであった。

御領地区における健康調査

坂部証人は、ＫＤＤＩの基地局からもＮＴＴドコモの基地局からも五〇〇ｍ以内の地域に体調不良者が多いことについては、「人口分布は均等に分布していると考えられるので、たまたまその地域に携帯電話を使用している人が多いとか、ストレスの多い仕事についている人が多いとは考えにくく、基地局からの距離との関連性を疑うべき」と証言した。

他の基地局からの影響が最も小さいＫＤＤＩ基地局の南東方向での結果を分析すると、基地局から二〇〇～三〇〇ｍの地域で体調不良者の割合が多いことがわかった。

そして、ＫＤＤＩ基地局周辺の電磁波強度が二五〇～三〇〇ｍの地点で高いことを合わせ考えると、「基地局からの電磁波と症状との関連性を考えないといけない」と証言された。

サンティニの調査結果とも符合する

「サンティニも要因の発生源からの距離で症状を調査しており、一般的な方法である」。サンティニの調査でも、基地局から三〇〇m以内で、「慢性的な疲労感、体がだるい・重い」「集中力の低下、記憶力・思考力の低下」「のどの腫れ・渇き、せき、皮膚の炎症・かゆみ」を多く訴えるなど、御領地区の調査結果とおおむね一致しており、やはり、「健康影響を距離との関係で評価できる」と証言された。

これに対して、反対尋問では「住民に何回指導したか」などの質問がなされたが、かえって調査対象者について選択バイアスや情報バイアスがないことが明らかとなった。

結論として、本件携帯基地局と付近住民の健康状態との間に強い関連性があることは否定しがたく、電磁波の測定結果から、それらが健康に対して何らかの影響を及ぼしている可能性が高い。

サンティニ論文では、無線周波数に関わる一八種の症状について、携帯電話基地局からの距離毎の調査を行なった結果、三〇〇m以遠に比べて、基地局から三〇〇m以内に身体の変調をきたす割合が高い結果が得られた。

この結果と予防原則の観点から、携帯電話基地局は、住民から三〇〇mより近くには置かない方が賢明であると指摘した。

(9) 結審

同年五月一一日、第二二回口頭弁論で、御領控訴審が結審した。このときの意見陳述の要旨は左記の通りである。

電磁波関係について

① フランスの裁判所が基地局からの撤去を認めるに至った背景として、電磁波の危険性を指摘する研究、特にバイオイニシアティブ報告による影響が大きい。バイオイニシアティブ報告は、二〇〇〇件以上の電磁波に関する論文を検討した結果、ＩＣＮＩＲＰガイドラインに基づく現在の公衆衛生基準は短期曝露しか見ておらず、長期曝露の場合の基準とは成り得ないことを明らかにした。

ＩＣＮＩＲＰの基準では頼りにならず、いくつかの国では別の基準を採用している。ＥＵ議会のプレス・リリースでは「装置の最適な場所によってＥU市民をよりよく防護する」として、携帯電話中継塔は学校や健康関連施設からある程度の距離を離して設置されるべきであるという予防的措置を提唱している。

② フランスはＩＣＮＩＲＰと同じ基準であり、四五〇μＷ／㎠であり、日本では六〇〇μＷ／㎠とフランスよりも基準の数値が高くなっている。にも関わらず、フランスの裁判所はフ

ランスの基準自体に問題があるとして基地局からの撤去を認めた。

わが国においては、電磁波の安全性については各国の研究成果や動物実験の結果さらには疫学調査によって、中継搭基地局からの電磁波によって「生物学的影響が生じている」ということは実証ずみである。それでも住民に対して「健康影響が生じている」と言えないのであれば、「安全である」とも「安全でない」ともどちらとも言えないということになる。いわゆる「グレー・ゾーン」の場合において、規制をするということになると、それは人体実験を容認しない考え方である。このようなフランスの控訴院判決の例に従って、本件携帯電話基地局の撤去を認めるべきである。しかし、日本の裁判所ではこれを安易に受け入れられないとしたが、本当にそれでいいのであろうか。

倒壊問題について

① 本件においては国土研の調査報告書及び奥西一夫証言により、本件鉄塔の倒壊の危険性が極めて高いということが明らかになった。これらの報告書や奥西一夫証言は熊本地裁におけるばく大なビデオテープを元にして作成された村田重之の意見書や証言あるいは松本幡郎の地質学に関する知見を元にしつつ、さらにこれらの見識を深めたことによって生じた成果である。

② ＫＤＤＩは、奥西証人があたかも誤った理解や前提で証言したかの如く主張しているが、

奥西証言を熟読すれば被控訴人がいかに奥西証言を歪曲化しようとしているのか、一目瞭然である。本件では鉄塔の倒壊の危険性は高く、その意味においても撤去されるべきであった。

福岡高裁判決について

二〇〇九年九月一四日、福岡高裁で控訴棄却の判決が言い渡された。

福岡高裁判決は、五年近く審理の期間を設けたにしてはあまりにも無内容な判決である。熊本地裁判決と、そのよって立つ立場はほとんど変わっていない。住民側としては、フランスの控訴院判決のような画期的な判決が出た直後でもあり、日本もフランスもＩＣＮＩＲＰの基準を基礎にしているという意味では同様であることから、それなりの判断を示すであろうという期待を住民側は持っていた。しかし、控訴棄却である。

その判決の理由を読んでみて、今回の判決の旧態然とした体質を感じざるをえない。

判決理由の骨子としては、電磁波の健康被害を主張する①荻野意見、②ニール・チェリー意見、③三好意見、④坂部意見、⑤津田意見、⑥本堂意見等、住民側証人の証言あるいは意見書の成果を引用しつつも、これらの証言や研究、意見書に対するＫＤＤＩ側の批判等を引用し、これをそのまま取り入れた上で、住民側の研究や証言を信用できないとする。

他方、判決は、ＷＨＯやＩＣＮＩＲＰ、生体電磁環境研究推進委員会等の見解を引用して電磁波が健康に及ぼす影響はない、としている。そしてこれらの研究成果によれば電磁波の健康被害については存在しないということをＫＤＤＩ側が立証しているから、結局健康被害は認められない、としている。しかし、その具体的な内容の分析はないに等しい。まさに無内容の判決である。

ただし、今回の判決では、一応住民側が主張した「立証責任の公平な分配の法理から　実際上相手方に立証責任を負担させるべきである」という論理に一応乗っている。つまり、実際上はＫＤＤＩ側に立証責任を負わせる考え方に立ってはいるものの、「相手方が立証を尽くした」「電磁波は安全である」ということを、ＫＤＤＩ側が「立証した」という立場に立っている。要するに、判決では、住民側は総論で勝って、各論で負けたということになる。

最高裁への上告手続き

御領裁判における上告受理申立及び上告申立の理由については、鉄塔の倒壊問題に係るものと電磁波の危険性に係るものとが存在している。ここでは電磁波に関する部分に限って述べることにする。

電磁波の関係ではまず法令違反の主張を行なった。具体的には電波法の解釈を誤っているという主張である。電波法との関係では電波法施行規則により電波防護指針の防護基準値を超えないような安全施設を設けることが義務づけられている。これに対し、判決は、本件においては動物実験によって確認された影響のしきい値に五〇倍もの安全率を見込んで電波防護指針が策定されているから、電波防護指針の基準は適正である、とする。

しかし、判決のこの論理は、電磁波の非熱作用による健康影響についての全世界的な研究成果を無視したものであり、とりわけバイオイニシアティブ報告によるデータ等を一切考慮することなく熱作用による影響のみを考慮して安全であるという解釈に過ぎず、電波法が定めた安全性の考え方とは適合しないものである。要するに、判決は、電磁波の熱作用やＩＣＮＩＲＰの基準に固執して安全であると述べており、住民側は、このような論理については詳細に上告受理申し立ての理由で反論した。

次に、判決は、御領地区で行なった健康調査に関連して述べているが、住民側は、その論理は最高裁の判例の立場に抵触しているという主張を行なっていた。疫学調査との関係では、近距離での曝露群と遠距離での曝露群を比較対照するというのが長崎原爆松谷訴訟の最高裁判決の考え方である。これに対し、判決は非曝露群との比較対照がないことをもって、体調不良との因果関係を否定したものであり、これでは確立した最高裁の判決に抵触するものである。また、判決は疫学調査の手法について理解を示しておらず、この点についても上告受理申し立ての理由の中で反論した。

さらに、住民側は、予防原則と立証責任の公平な分配に関する判決の判示は、「法令の解釈」を誤っているばかりか、最高裁の判例にも抵触しているとする旨の主張をした。

すなわち、住民側は、予防原則それ自体から差し止めや撤去が当然に導かれるものではないが、予防原則は立証責任の分配を考えるうえで重要な解釈基準となるということを指摘した。この点についても判決は予防原則を誤解している。すなわち、人格権の侵害を理由とする差し止め請求の立証責任については、想定される侵害行為の有無、態様、侵害の程度、被侵害利益の性質と内容、侵害行為のもつ公益上の必要性の内容、程度を総合考慮して、被害が一般社会性質上受忍すべき程度を超えるかどうかによって決定すべきであるという一般的な基準を設定した。そのうえで、予防原則の考え方が立証責任の関係においても重要な役割を果たすのであり、健康被害の可能性について相当な根拠を示して立証すれば事実上の推定が働くのであり、ＫＤＤＩ側で安全性、無害性を立証しない限り差し止め等の規制をすべきである、ということを主張した。

ところで、本件においては相当な根拠をもって立証したので事実上の推定が働くのに、判決は、住民側は相当な根拠を示したとは言えないと判示している。

これに対し、住民側は、これは民事訴訟法の立証責任の考え方を間違えているという意味で法令違反であり、最高裁のルンバール判決にも抵触しているということで、最高裁の判例に違反しているという主張をした。ルンバール判決とは昭和五〇年の最高裁判決で、医療過誤の過失と結果の因果関係について、患者側は自然科学的証明をする必要はなく、全証拠に照らして経験則上高度の蓋然性を立証すれば足りるとした判決で、現在にも通用する判例になっている。住民側は、判決が、ＷＨＯの見解や生体電磁環境研究推進委員会の見解をＫＤＤＩ側が立証している以上、住民側が相当な根拠を示したとは言えないとしている点についても、判決の理解不足であると指摘した。

すなわち、WHOの見解は確たる知見として述べているものではないこと、バイオイニシアティブ報告やフランス控訴院判決等からして、KDDI側は「相当な根拠」を示しているとはいえないのであり、判決は立証責任の考え方を誤っていることを強調した。また、ルンバール最高裁判決は法的因果関係は自然科学的な因果関係ではないと述べているにも関わらず、判決は追試研究や再現を要求しており、これはルンバール最高裁判決にも抵触するということを指摘した。

上告理由書ではさらに憲法一三条幸福追求権及び公共の福祉違反及び理由不備の主張をも行なった。しかしながら、二〇一〇年三月二三日、上告不受理及び上告棄却が言い渡された。

熊本御領裁判を振り返って

御領地区に九州セルラー（現KDDI）が携帯電話中継塔基地局を作る計画が持ち上がり、鉄塔建設禁止のために住民が反対運動を開始したのは一九九六年のことである。

当時は、現在のように電磁波の持つ危険性について研究が進んでおらず、極端に言えば電磁波の被害を訴えることは、ヒステリーと混同されたと言っても過言ではなかった。電磁波の問題をそのまま取り上げても裁判所には全く相手にされない状況にあった。

現在は電磁波が健康に及ぼす影響を根拠として、これ一本だけで差止の本裁判を起こすとか、また、フランスでは基地の差止あるいは撤去の判決が出るなど現在の携帯電話基地局をめぐる情勢は著しく変わってきている。

確かに、わずか十数年の間に電磁波の健康に及ぼす影響については世界的規模で研究が進み、科学的知見が示されてきており、当時とは隔世の感がある。

(1) 人権侵害の視点から

住民側は、一九九九年に熊本地裁に本訴訟を提訴している。それから一審判決まで四年半、その後福岡高裁判決まで丸五年と提訴後事実審が終了するまで一〇年近く経過した。その後、提訴者も膨らみ、長期間を要する大型訴訟となった。また、訴訟を続けている間に電磁波の健康に及ぼす影響についての研究が世界的レベルで飛躍的に進んでいった。最高裁への上告は残念ながら棄却され一応の決着を見た。

しかし、問題は、この同じ時期に携帯電話の普及も天文学的に増えていったということである。すなわち、携帯電話の利便性も飛躍的に延びたのである。このため、公衆電話などの固定電話が街角から消えていった。さらに、携帯電話は様々な用途が開発され、ますます市民社会の隅々にまで入り込んでいる。したがって、電磁波の健康影響が具体的に指摘される時代に入ったから、裁判所が差し止めを認めるとは単純にいえないのである。確かに、わが国の裁判所は、健康影響の可能性があるから利便性のあるものを使うなという論理を正面から採用していない。

ところで、二〇一一年三月一一日東京電力福島第一原子力発電所の事故が起こり、放射線の危険性が問題となった。しかしながら、わが国の政府は、放射線の規制値を緩和し、人々は危険と隣り合わせで生活せざるをえなくなっている。それがいやなら、ふるさとを捨てるという選択肢しかないのである。

こうした事実をみるにつけ、わが国の裁判所に、電磁波、放射線による健康被害を人権侵害と捉え、これを救済することをなんとしても実現させていく必要がある。すなわち、利便性は危険性の前に道を譲るべきであり、電磁波の影響を受けやすい妊婦や子どもたちから携帯電話の中継塔を離れたところに設置させるのが裁判所の本来の役割である。その意味で、「便利なものを安全に使う」という智恵を私たちが住んでいる世界のルールにする必要がある。

たとえ、電磁波の危険性が未だ抽象的な危険の段階にあっても、当時まだ普及してなかった携帯電話を安全に使う智恵を出していく必要性を、住民側、その代理人、裁判官、相手方やその代理人等に訴え、裁判の流れを変えていく歴史的課題があったと思うが、その課題に正面から取り組んでやり抜いたかという意味で反省をしなければならないであろう。

歴史に「もしも」はない。だからこそ、闘いの記録を後世に伝えていく使命が住民たちにはあるのである。

(2) 広がる闘い

御領地区住民は、事実として裁判をそれこそ五里霧中の中を手さぐりで闘ってきた。確かに、現実の裁判制度のもとでは、住民たちは勝利を手にすることはできなかった。しかし、住民たちが訴えた電磁波の危険性は、客観的に根拠があったことが時を経て次第に明らかになってきた。住民たちの訴えは決して杞憂ではなかったのである。それどころか、住民たちは、人類のために先駆的に立ち上がり歴史に対する責任を正面から果たしたのである。

二〇〇〇年九月二六日、電磁波の研究で知られている荻野晃也講演会の後に、御領地区住民を先頭に「九州ネットワーク」が作られた。闘いの全国展開であった。

こうして、御領地区住民の電磁波に対する闘いは、多くの住民の共感を呼び各地での闘いはまさに全国的に広がった。まさに、人権侵害があるところ闘いあり、である。

本書は、これら闘った住民たちを顕彰するものであり、わが国の歴史にその名を残すものである。（文中敬称略）

（御領地区の裁判関係に終始関与した弁護士は、三角恒であり、本訴段階で、寺内大介、板井優が加わり、本訴控訴審から後藤隆信が加わった。）

第三章　別府春木地区仮処分事件について

弁護士　德田靖之

はじめに

別府市春木地区は、一般に九州横断道路と呼ばれている国道五〇〇号線沿いの閑静な住宅地であり、周囲には、保育所、小中学校、病院、児童公園が多数存在している。

この春木地区に、ＮＴＴドコモが携帯電話基地局の設置を計画していることを知った周辺住民らが、ＮＴＴドコモを相手に、基地局の操業禁止を求めて大分地方裁判所に提起したのが、春木裁判である。

この裁判の特徴は、次の二点にある。

第一は、本裁判ではなく、迅速に決定を求める仮処分の申し立てだったということであり、第二は、申し立てを行なったのが、一六歳以下の子ども達のみであったということである。

以下では、こうした特徴に触れながら、春木裁判の概要について説明することとする。

仮処分申請に至るまでの経過

(1)　建設目的を秘して土地を取得

春木地区の住民がドコモの計画を知ったのは二〇〇二年二月のことである。

それまで工事業者は、「整地をしているだけで、具体的な建築計画はない」と説明していたが、ドコモが自治会長に携帯基地局を建設すると挨拶したことから、住民に知られるところとなった。

後日判明したことだが、ドコモは、隣接地区において、借地に携帯基地局を建設しようと計画したところ、周辺住民の反対運動によって借地契約が白紙撤回されたという経緯があったため、今回は、建設目的を秘して土地を取得し、着工直前まで、基地局建設計画を伏せていたのだ。

住民としては、こうしたドコモの姿勢に疑問を抱き、電磁波による健康被害に関する報道を知っていた人も少なくなかったので、ドコモに対して、説明会を開くこととそれまでの間着工を延期するよう要請するところとなった。

こうして三月に春木公民館でドコモ主催による説明会が開催された。

子ども達を含めて一五〇名の住民が参加したこの説明会は異様な雰囲気の中で行なわれた。

ドコモ側は、簡単に次世代タイプＦＯＭＡのための基地局であることやアンテナの高さ等を説明し、携帯電話の電磁波の利便性と安全性を強調するだけだったので、住民からは、健康に対する影響についての素朴な質問が次々出されたところ、質問者が立ち上がると、ビデオを抱えたドコモの職員がそのすぐ傍にやってきて撮影を始めたのである。明らかに質問者に対する嫌がらせだった。

それでも、勇気を出して質問を続けたものの、答えは、「安全だ。問題ない」の一点張りで、最後には、「電磁波が危険だという証拠をお持ちなら出して下さい」と居直る有様だった。住民からは、再度説明会を開くよう求めたが、「希望通り説明会を開いたので、来週から工事を始めます」と宣言して閉会してしまったのである。

(2)　工事着工

説明会の三日後には、工事が着工されたのを見て、住民は、「春木の住環境と子どもの未来を守る会」を立ち上げ、直ちに署名に取り組んだ。

短期間に三四〇〇人の署名を集め、九州総合通信局と別府市長に対し、署名簿を添えて工事着工を中止するよう勧告してほしい旨の要請書を提出したが、ドコモの姿勢は変わらず、工事が着々と進められるに至った。

こうして、住民としては、裁判手続で工事の中止を求める以外には方法がないという事態に追いつめられたのである。

(3)　子どもたちの活動

こうした過程で、住民は、先ず電磁波による健康被害について勉強しなければならないと考えた。

京都大学の荻野晃也先生にお願いして勉強会を開催し、先生を通じて九州各地で住民による裁判が起こされているということを知った。

この勉強会には、保護者とともに小学生を中心に子ども達も参加し、電磁波による健康への影響が最も懸念されるのは乳児・子ども達であることを知ったのである。

さらに、小学六年生をリーダーとする子ども達は、保護者が署名集めをしていることを知ると、手作りの壁新聞を作り、これを学校に貼り出して、電磁波により子ども達に将来、白血病等の健康被害が発生するおそれがあることを知らせたり、クラスで議論して、学校全体で反対運動をしようといったことを決めたりといった行動を始めた。

こうした子ども達の行動は、保護者らの全く予期しなかったことであり、逆に保護者の方が励まされることになった。

(4)　ドコモの切り崩し

一方で、ドコモの側は、裁判の動きを知って、様々な動きを見せ始めた。ドコモや工事業者が関係する取引先等に情報を流し、住民に対し裁判に参加しないよう「圧力」をかけてきたのである。

反対運動の中心は、お母さん達だったが、夫の仕事上の関係から裁判への参加を断念する人が少なからず現われてしまった。

それだけ、ドコモは、この裁判に危機感を抱いたということであろう。

仮処分の申立

(1)　予防原則

依頼を受けた私たち一〇名の弁護士は、荻野先生の指導の下に電磁波による健康被害に関する科学文献を集め、九州における他地区での訴訟における訴状をはじめとする資料を入手して、対応を協議した。

弁護団が最も注目したのは、二〇〇〇年六月に開催された「携帯電話基地局の健康影響に関するサルツブルグ国際会議」の報告書及び同じ時期に改訂されたＷＨＯのファクトシート「携帯電話とその無線基地局」である。

ザルツブルグ国際会議報告書では、携帯電話で使用される高周波マイクロ波被曝と脳腫瘍の発生との間に因果関係があることを示唆する証拠がある旨の報告があり、また基地局からの電磁波によって、がんや白血病、また電磁波症候群と言われる不整脈、心臓発作、睡眠障害、更には生殖への影響やメラトニンの減少とカルシウムイオンの生体内減少に関連した免疫機能低下等がもたらされていることを立証する報告があるとされていた。

特に、私たちは同会議において、「基地局からの低い線量の被曝による生体影響の評価は未だ困難であるが、明確な被曝限度値は未だ明らかでないと考えられているのだから、予防原則が考慮されるべきである」と決議されていることが重要だと判断した。

また、ＷＨＯのファクトシートには、「健康リスクに対してより正しい判断を下すためにはデータが不足している。必要とされる研究がすべて終了し、評価されるまでの間、ＷＨＯとしては、健康面に基づいたガイドラインの導守と予防的措置を推奨する」と記載されていた。

つまり、弁護団としては、依頼を受けた二〇〇二年の段階では、基地局からの電磁波による健康被害について、未だ科学的に解明され尽くしているとは言い難いということを前提とせざるをえないと認識したうえで、指摘されている健康リスクが発がん等の重篤且つ不可逆なものであるのだから、「予防原則」あるいは「予防的措置」を講じるべきであるとして、差し止めの法理論をまとめようと考えた。

(2)　子どもたちのみが申立人の仮処分

しかしながら、「予防原則」という概念は、私たち弁護団にとっては、はじめて接するものであり、日本の裁判例には全く認められたことがないと感じられるものだった（後述の荘園訴訟の準備の過程で、既に日本でも改正薬事法における緊急命令の規定が予防原則と同様の考えに基づくものであることを知った）。

そこで、その適用を求めるのであれば、荻野先生の意見書によって、健康被害の発生が最も懸念されている子ども達に絞る必要があるのではないかと考えた。

こうして仮処分の申立人は、基地局から四〇〇メートルの範囲内に住んでいる子ども達と四〇〇メートル以内にある保育所・幼稚園に通っている子ども達に絞るということになり、二五名の子ども達のみが申立人であるという、日本で最初の裁判が始まったのである。

なお、仮処分という方法を選択したのは、基地局が建築されてしまうと、建築禁止を求めることは難しくなると考えたからである（しかしながら、検証等ができず、専門家証人も呼べないといった形で立証方法に制約のある仮処分を選んだのは、間違いだったと今では思っている）。

仮処分の審理

ドコモの反論は、本件基地局から放出される電磁波の強度は、〇・〇一〇ないし〇・〇五五V／mであり、電磁波防護指針の基準値の一〇〇分の一にも満たないことを強調するものであり、WHOのファクトシート等を解釈して、電磁波による健康被害を立証するような証拠は一切ないというものだった。

当初から、裁判所が、このような仮処分を認めるはずがないと決めかかっていると判断せざるをえなかった。

しかしながら、裁判所は、子ども達だけの裁判という点もあってか大いに関心を示したのである。先ず、三人の裁判官による合議体で審理することが決められた。

次いで、私たちの要求を受け入れて、申立人の代表である小学校六年生の女の子の意見陳述を学校が夏休みとなる七月に実施することを決めたのである。

意見陳述は、大分地方裁判所では一番大きな法廷で行なわれ、傍聴席は、一〇〇名近い住民で埋まったが、その半数近くは、子ども達だった。

「私が裁判で言いたいこと」と題する意見陳述は、本人が自らの言葉で訴えたいことをまとめて裁判官やドコモの代理人に迫ったものであり、大きな感動を呼ぶことになった。

仮処分決定とその後

決定は、二〇〇三年二月一八日になされた。

仮処分決定としては、異例の本文一四頁に及ぶ詳細な判断が示された。

決定では、人格権に基づく差し止め請求である以上、基地局からの電磁波による健康被害発生の危険性は、申立人が立証（疎明）する必要があると指摘したうえで、双方が提出した科学文献について、一つ一つ検討し、その結果として、「現時点で電磁波の一般的な危険性の有無が十分には解明されているとはいえないことからすると、申立人らが本件基地局の設置に不安感や危惧感を抱くことは理解できるところである」との判断が示されていた。

しかしながら、結論としては、「防護指針の約一〇〇分の一にも満たない程度の電磁波によって健康被害が生じうるという具体的危険性についての疎明はされていない」として請求を却下したのである。

決定に対して抗告等で争うことも可能であり、また本裁判を起こすことも考慮されたのだが、子ども達への負担もあり、また電磁波による健康被害の科学的解明には、もう少し時間が必要だという私たち弁護団の判断もあり、春木裁判は、この決定によって終結した。

しかしながら、春木裁判を受けて、別府市は、条例の一部を改正し、一定の高さのある携帯電話基地局等を設置するにあたっては、事業者に周辺住民に対する説明会の開催を義務づけることにしたし、申立人らの保護者たちは、その後も荘園訴訟の支援をはじめ、電磁波による健康被害の問題にかかわり続けている。

申立人の代表として、意見陳述した小学校六年生が、今は医大生として、住民に役立つ医師を目指していることをお伝えして、私のつたない報告を閉じることとする。

第四章　久留米市三潴町の訴訟について

弁護士　髙峰真

訴訟に至る経緯

(1) 突然の基地局建設計画

一九九九年八月、三潴の原告の方々が住んでいる住宅地に、突然、地元住民に対し何らの説明もなく、株式会社エヌ・ティ・ティ・ドコモ九州（現在は株式会社エヌ・ティ・ティ・ドコモ、以下「ドコモ」という）が携帯電話中継基地局（以下「基地局」という）の建設を開始しようとした。三潴の原告の方々は、基地局から発生する電磁波によって人体に悪影響が及ぶのではないかという不安を抱き、同年九月八日、「携帯電話中継基地局移転要望の会」（以下「移転要望の会」という）を発足させ、基地局を住宅地から離れた場所へ移転することを要望することとした。

(2) ドコモとの話し合い

移転要望の会は、署名活動や、三潴町や九州電波通信局への要請活動を行なった。三潴町議会は、その要請を受けて一九九九年一二月二〇日建設反対と移転を求める決議を全員一致で採択するまでになった。

しかし、このような移転要望の会の活動にもかかわらず、ドコモは二〇〇〇年一〇月四日、強引に工事に着工しようとしたため、原告の方々は抗議を行ない、作業を中断させなければならない事態にまで発展した。

その後、原告の方々とドコモは繰り返し話し合いを行ない、その中で原告の方々は、基地局を移転するための候補地を自ら探し出し、ドコモにその候補地への移転を提案したが、ドコモは、条件に合わないと拒否した。しかし、ドコモが拒否する理由は不合理なものばかりであったため、原告の方々が、電磁波環境研究所の荻野晃也先生の指導も受けてドコモの理由の不合理な部分を指摘しても、ドコモ側は真摯に答えることなく、話し合いを一方的に打ち切ってしまった。そしてドコモは、原告の方々に対し、工事妨害禁止の仮処分を申し立ててまで基地局の建設を強行したのである。

仮処分申立

原告になる方々は、ドコモの基地局の工事差止を求め、二〇〇二年四月五日、福岡地方裁判所久留米支部に、まず仮処分を申し立てた。

この仮処分の審尋期日において、裁判所からドコモに対し、仮処分の決定が出るまでの間工事を自粛するよう要請があったが、ドコモは応じず、工事を続行するという不誠実な態度を取り、工事は強行された。

そして、福岡地裁久留米支部は、同年六月二〇日、基地局からの電磁波は国の基準値を下回っており、健康被害が生じる恐れは少ない、という理由で仮処分申し立てを簡単に却下した。

本訴提起—福岡地方裁判所久留米支部

(1)　本訴提起へ

このように仮処分が却下されたため、闘いは本訴に移行することになった。

二〇〇二年六月二一日、三潴の住民一七名が原告となって、ドコモに対し、基地局の操業停止と撤去を求め、本訴を提起した（以降、一連の裁判を「三潴訴訟」という）。その根拠としたのは、電磁波による健康被害及び鉄塔の倒壊の危険性の二点であったが、中心となるのは電磁波による健康被害の危険性であった。

また、前述のとおり、原告の方々は代替地を自ら探し出してドコモに移転の提案までしているのであり、それを無視して建設を強行したドコモの悪質性に対し、原告の方々はあくまで移転を要望しているだけだ、という点を強調していることが三潴の訴訟の特徴といえる。訴訟の中でドコモ側は、「他人の経済活動を停止させてまで保護すべき被害が発生したという証拠もない」といった主張を繰り返したが、原告側は、ドコモに基地局を一切設置してはいけないなどとは主張しておらず、せめて現在の位置から数百メートル離れた場所に設置して欲しいと要求したのだということを繰り返し主張した。原告の方々の願いは、ただ、その程度のことだったのである。

(2)　荻野先生の意見書と証人尋問

三潴の訴訟の中で、電磁波の健康被害に関する主張、立証は、何と言っても荻野先生の御助力を抜きにしては考えられない。荻野先生には、サンティニ論文、ナバロ論文といった中継基地局周辺の疫学研究をはじめ、電磁波の健康被害に関する海外の様々な研究を紹介していただいた。さらに、荻野先生は、三潴の訴訟のために海外の研究をまとめた膨大な意見書も作成してくださった。

そして、当然のことながら荻野先生は、電磁波の健康被害について証言していただける最適な証人であるので、三潴訴訟における原告側の証人としても、二〇〇四年三月五日及び同年六月四日の二回にわたって証言していただいた。

荻野先生は、その証言の中で、まず、前述のサンティニ論文やニール・チェリー意見書、その他の電磁波による健康被害を示す研究を具体的に解説し、特に疫学研究の重要性を強調された。さらに荻野先生は、電磁波による健康被害についてのメカニズムについても具体的に証言され、主尋問により、基地局からの電磁波により健康被害が生じる危険性を十分に証明していただいた。

また、ドコモ側代理人の荻野先生に対する反対尋問も、荻野先生の意見書の揚げ足を取るようなものばかりであり、海外の研究をふまえて電磁波による健康被害の危険性を説明した荻野先生の証言の信用性を低下させるようなものではなかった。荻野先生の証人尋問は、基地局からの電磁波により原告の方々が健康被害を受ける危険性を十分に立証したと言えるものであった。

(3)　野島証人尋問

三潴訴訟の特徴の一つは、敵性証人の証人尋問に力を入れたことであると言える。

三潴訴訟の一審では、荻野先生が紹介し証拠として提出された海外の研究結果に対し、北海道大学大学院の野島俊雄教授がそれらの研究結果には問題があるとの内容の意見書を作成し、ドコモ側から証拠として提出していた。この野島俊雄氏は、元々はドコモの従業員であった人物であり、大学に移ってからもドコモから研究費をもらっていた、いわばドコモお抱えの学者である。

その野島氏の証人尋問が、二〇〇四年一〇月一日、同年一一月五日、更に二〇〇五年二月二五日の三回にわたって行なわれた。本来、野島氏の尋問は、主尋問一回、反対尋問一回の二回を予定されていたが、馬奈木弁護士の反対尋問が野島氏の意見の論理矛盾を引き出したこともあり、ドコモ側が反対したにもかかわらず、再度の反対尋問をテレビ会議で行なうことを裁判所が認めたのである。

このように再度の反対尋問が認められたことでも明らかなように、馬奈木弁護士の反対尋問は、野島氏の意見に信憑性がないことを明らかにしたものだった。

野島氏は、馬奈木弁護士の反対尋問によって、現在の日本の規制値の根拠になっている電波防護指針が非熱作用の健康影響を考慮しておらず、将来電磁波の非熱作用の研究が進み、非熱作用の健康影響が認められれば改訂の必要があることを認めざるを得なくなった。

また、野島氏は、主尋問において、ザルツブルグ国際会議において非常に厳格な規制値が勧告されたことについて、電磁波による健康被害を認める考えを持つ人たちの集まりだから信憑性がないと証言していた。他方、電波防護指針については、馬奈木弁護士の反対尋問において、電波防護指針の策定の実務を担った中に電磁波による健康被害を認める考えを持つ人がいなかったと認めながら、信憑性はあると強弁し続けた。これは明らかに論理矛盾した意見であり、電磁波の健康被害がないという野島氏の意見が論理的でない「結論先にありき」の意見であることがよく分かるものだった。

他にも反対尋問の中で、野島氏が疫学研究について誤った理解をしていること、野島氏が批判している海外研究の中には内容をよく理解していないまま批判しているものがあることなど、野島氏の意見にこそ信憑性がないということが明らかになったといえる。

(4)　結審前の裁判官の交代

三潴訴訟の一審は、荻野先生の協力により電磁波による健康被害の存在を示す多数の海外研究を証拠として提出したこと、荻野先生自身がそれら海外の研究の内容を具体的に証言し、電磁波による健康被害発生のメカニズムについても証言したこと、海外研究を批判する野島氏の意見に信憑性がないことが明らかになったことで、原告側の勝訴が十分に期待できる審理内容であった。

さらに、二〇〇五年五月二七日及び同年七月二二日には、原告の方々の中から、代表の川勝聖一さんをはじめ三名の原告の原告本人尋問を行ない、基地局設置までの交渉過程におけるドコモ側の不誠実な態度について訴えた。そして、原告の方々の願いが、基地局を社会からなくすということではなく、住宅から離して欲しいだけであることも再度強調した。

ここまでの原告側、被告側双方の主張・立証を比較すれば、明らかに原告側の主張が認められるべきであると原告の方々や原告弁護団は考えていた。

しかし、一審が結審する直前、不可解な人事が起きる。結審の口頭弁論期日である二〇〇五年一〇月七日の直前である同年九月、これまで審理してきた裁判長が交代したのである。そして新しく裁判長として赴任してきた裁判官は、熊本地裁における沼山津地区や御領地区の訴訟で、住民側を敗訴させた裁判の裁判長だった裁判官であった。どうしても首を傾げたくなる人事である。

(5)　一審の不当判決

二〇〇六年二月二四日、三潴訴訟の一審判決が下された。内容は私たちの期待を裏切る原告側敗訴の判決であった。

一審判決では、原告側が証拠として提出し、荻野先生が証言した海外の研究結果の存在は認められた。しかしながら、同判決は、証拠上認められる三潴の基地局からの電波の強度は、電波防護指針やＩＣＮＩＲＰガイドラインに比べて極めて小さく、ＷＨＯもＩＣＮＩＲＰガイドライン以下の強度の電磁波による健康影響を認めていないことも指摘し、原告側が指摘した海外の研究結果が存在するからといって、「現段階で直ちに携帯電話基地局から放出される電磁波に健康被害が生じる具体的危険性があるとは認め難い」とするものだった。

この判決は、原告側が指摘した多数の海外の研究結果を過少評価するものである上、ドコモ側が提出した、誰がどのように計測したかも分からない紙切れ一枚の証拠によって三潴の基地局から放出される電磁波の強度が極めて微弱であると認定したものであり、結論は当然ながら、理由についても到底納得できない不当判決だった。

また、馬奈木弁護士が「人体実験を認めた判決」と評価したように、まさに三潴の原告の方々を基地局からの電磁波による人体実験にさらすことを認めた判決であった。

控訴審――福岡高等裁判所

(1)　控訴審での方針

三潴訴訟の一審判決は極めて不当な判決であったため、原告の方々全員が当然控訴し、闘いの場が福岡高等裁判所に移ることになった。

そして、控訴審では、一審よりも更に電磁波の危険性を強く主張、立証していく必要性があったが、その前提として、一審が紙切れ一枚の証拠で認定した、三潴の基地局からは極めて微弱な強度の電磁波しか出ていないという認定を打ち破る必要があった。いくら電磁波による健康被害を示す証拠を提出しても、裁判官の頭に「基地局からは極めて微弱な強度の電磁波しか出ていない」という考えがあれば、電磁波による健康被害の危険性を認定するとは考えられないからである。

(2) 電磁波の強度の計測へ

控訴審では、電磁波の強度についての認定を打ち破るため、荻野先生のアドバイスを受けながら、まずはドコモ側に対し、電磁波の強度に関する求釈明を行ない、情報を出させるようにした。

これによりドコモ側から三潴の基地局から出る電磁波に関して一部の情報を引き出したが、ドコモが出してきた情報からだけでは、なかなか一審が認定した電磁波の強度を打ち破る糸口が見つからなかった。

その状況を打開するために、馬奈木弁護士が提案したのが、原告側（本来「原告」ではなく「控訴人」が正確だが、分かりやすいように以下でも「原告」と表記する）で三潴の基地局から出る電磁波の強度を計測してみる、ということだった。ドコモ側からの情報だけでなく、原告側でも強度を計測することで、何か手がかりをつかめるのではないかと考えられたからである。

もっとも、原告側で電磁波の強度を計測するのは、そう簡単なことではなかった。訴訟の証拠として耐えうるだけの計測を行なうには、精密な機械と、その機械を正確に操作する技術が必要で、自分たちで機器をレンタルして計測するわけにもいかず、気軽に委託できる業者もいないからである。

そこで、ここでも荻野先生に協力を依頼し、他の訴訟の原告の方々と協力し、中継搭問題を考える九州ネットワーク（以下「九州ネットワーク」という）の原告の皆さんで高額な費用を出して精密な機械をレンタルし、その操作方法を荻野先生に覚えてもらい、なんとか電磁波の強度を計測できることとなった。この時の原告の方々の決断がなければ控訴審での原告側の主張が行き詰まっていたかもしれない。後述するように、控訴審でドコモの実測値の不当性を明らかにし、一審が認定した電磁波の強度を打ち破ることができたのも、原告の方々の決断があればこそである。

(3)　ドコモの実測値の不当性

手間と費用をかけて、原告側でも電磁波の強度の計測を行なったのであるが、私たちの期待とは裏腹に、原告側で計測した結果も、機械に表示された電磁波の強度は、ドコモ側の実測値とあまり変わらない低いものだった。そのため、一度は落胆しかけたが、実際に電磁波の強度を計測したことで、荻野先生から新たな指摘を受けることができた。

一つ目は、計測しようとする電磁波の強度は目まぐるしく変化しており、計測できたのは、その変化の中の一時点を切り取ったものであることである。したがって、機械に表示される数字が、その時間帯の最大値であるとはいえない、ということであった。

そして二つ目は、私たちがレンタルできた程度の機器で測定できるのは電界強度であって、電力束密度は、そこから換算しなければならず、その際にはすべての電波の電力束密度を合計しなければならないこと、である。

レンタルした機器で測定できるのは電界強度であるが、三潴の基地局から放出される多数の電波の内、最も高い電界強度を電力束密度として換算した値を、つい電力束密度の最大値と考えてしまいがちであった。しかし、電波法施行規則においても、複数の電波を放出する施設の電波の電力束密度については、それらを合計しても基準値を超えないようにしなければならないと定めているように、全ての電波の電力束密度を合計しなければならなかったのであり、ドコモが提出した実測値はそれをしていないと思われるものだった。

三潴の基地局の場合、第二世代携帯電話の電波が最大七二波、第三世代携帯電話の電波が最大四波出る可能性があったため、実際の電力束密度はドコモが提出した実測値よりもかなり高い値になる可能性があるのである。

私たちは、これらの成果を元に新たな主張を組み立て、控訴審の中で、ドコモが主張する電磁波の実測値の不当性を明らかにしていった。

(4)　技術者の証人尋問

控訴審において、ドコモとの間で、計測の成果に基づいた電磁波の強度の議論を行なった結果、ドコモの技術者であり、ドコモが提出した三潴の基地局の電磁波の実測値を計測した際のリーダー的な立場であった佐美三恵氏の証人尋問が採用された。

佐美三氏の証人尋問は、二〇〇八年一〇月六日に実施され、その中で、まず、これまでドコモが提出した電磁波の実測値の証拠が、基地局から出る電磁波の最大値を計測するようになされたものではなく、ドコモとしても一審が認定した電磁波の強度が最大であるとはいえないことが明らかになった。これで一審が認定した電磁波の強度を打ち破ることができたと言える。

私たちで行なった計測でもそうであったように、ドコモ側が提出した実測値の測定方法も、その時の最大値を測定したものではなく、瞬時値という一時的な値を測定したものであることを佐美三氏は認めた。そもそもドコモは、九州には、郵政省告示で定められた計測方法である、六分間の平均値を計測するための機械を所持すらしていないということであった。

また、ドコモが三潴の基地局からの電磁波強度を計測する際に、強度が最も高くなるメインビームが向いている方向や、強度が高くなる時間帯などを全く考慮していないということも明らかとなった。さらに佐美三氏は、理論上は基地局から、実測値程度ではなく計算式により算出された理論値の強度の電磁波が出る可能性があることも認めた。

この証人尋問によって、基地局からの電磁波による健康被害を検討するには、ドコモが提出した実測値ではなく理論値で考えるべき、という土台を設定することができた。

(5)　最終準備書面

以上の控訴審の審理において明らかになった事実をふまえ、私たちは最終準備書面を作成した。

この控訴審の最終準備書面は、提出した二〇〇九年四月時点における、電磁波の健康被害を主張する書面としての最高傑作ではなかったかと私は考えている。

最終準備書面において、原告側は、基地局からの電磁波の強度を理論値で考えるべきこと、その強度が厳しい基準を取るスイスの基準の一〇倍を超える強さであること、電磁波による健康被害を示す世界中の研究結果の内容、それらをまとめたバイオイニシアティブ報告の内容、ＩＣＮＩＲＰガイドラインの見直しを求める欧州議会の勧告等欧州の動き、フランスにおいて住民らの訴えにより基地局の撤去を認めたベルサイユ控訴院判決等を指摘し、正面から電磁波による健康被害の危険性を訴えることができた。

それに対し、ドコモ側は、相変わらず国の基準を守っていることを中心に主張し、国が準拠するＩＣＮＩＲＰガイドラインの正当性やＷＨＯでも同ガイドライン以下での健康被害を認めていないことなどに基づく主張を行なった。

原告側とドコモ側の主張、立証を比べれば、原告側がドコモを圧倒していたと自負している。

(6) 不当判決

私は控訴審において原告側の主張がドコモを圧倒していたと自負しているが、二〇〇九年九月一四日、福岡高裁で下された判決は、私たちの主張を退け、控訴を棄却するものであった。

控訴審判決では、国の基準以下の電磁波の強度であることのみをもって健康被害の危険性がないとはいえない、としながらも、WHOの見解を重く見て、原告側が提出した多数の海外研究によっても、国の基準以下での電磁波による健康被害の危険性があるとまでは認定できないとしたものだった。結局、国の基準以下であれば安全だ、と判断したと同様の判決であるといえよう。

しかしこの判決は、私たちが最終準備書面でも指摘した、多数の海外の研究結果と、ＩＣＮＩＲＰガイドラインの見直しを求める欧州の動き、日本と同じくＩＣＮＩＲＰガイドラインに準拠した規制値であるフランスの判決の存在等、電磁波による健康被害を予防しようという現在の流れを無視するもので、不当な判決である。控訴審においても、裁判所は、これまで水俣病、じん肺、アスベスト等の様々な公害で、国の基準を守りながら多数の犠牲者を出してきた歴史に学ぶことはなく、人体実験を認める判決を下したのである。

最高裁への上告・上告受理申立

(1) 理由書の内容

原告の方々は、控訴審の不当判決にも当然納得することはなく、死亡、転居により当事者でなくなった方以外の全員で最高裁判所への上告及び上告受理申し立てを行なった。

最高裁への上告・上告受理申し立ての理由書では、控訴審判決が結局は国の基準値を判断の基準として用いたことの誤り、国の基準値を用いたことが筑豊じん肺最高裁判決に違反すること、バイオイニシアティブ報告を適切に評価せずにＷＨＯの見解等が正しいとしたことの誤り、証拠上電磁波の健康被害を示す研究結果が圧倒的に多数であったにもかかわらず、基地局からの電磁波と健康被害との因果関係を認めなかったことの誤り等、控訴審判決がいかに偏《かたよ》った判断をしたのか詳細に主張した。

そして、司法が「人体実験」を許す論理、すなわち「殺す側の論理」を許すのかどうか、司法の良心を問う内容とした。

(2) 不当判決の確定

しかし最高裁は、二〇一〇年四月一三日、上告を棄却、受理しない、という判断を示し、原告の方々の訴えを認めないという判決が確定してしまった。

結局、司法は基地局からの電磁波について、「人体実験」を許す論理を採用してしまった、ということである。

この結果は、原告の方々が、今後も電磁波を浴び続け、それによる健康被害が生じるかどうかの「人体実験」の対象になることを強要したものであって、到底受け入れることはできないものである。

私は、いずれ司法がこの判断を反省するときがくると確信している。もちろん、そうならず、やはり基地局からの電磁波による健康被害などない、と分かる方が良いのであるが、これまでの海外の研究結果を見る限り、基地局からの電磁波による健康被害が明らかになるのも時間の問題だと思う。その時、司法は原告の方々に対し、どう責任を取れるというのであろうか。

訴訟を振り返って

(1)　この訴訟で得たもの

三潴訴訟では、不当判決が確定してしまったが、訴訟を進めていく過程で、他の基地局をめぐる訴訟の弁護団と連絡会を結成し、それぞれの成果を生かしながら協力して訴訟を進めることができたことは、それぞれの訴訟における主張、立証のレベルアップのために非常に良いことだった。その成果を生かして現在も闘っている延岡訴訟は、これまでの訴訟の集大成として、良い結果が期待できるのではないだろうか。

また、九州ネットワークが訴訟を一つの旗印にして基地局問題を考える運動を広げて行ったことは大きな意味があったと思う。三潴訴訟提訴後一〇年が経過したが、提訴時と現在では、電磁波や基地局の危険性に関する周囲の認識には雲泥の差があると感じる。

(2)　私たちに足りなかったもの

しかし、運動を広げることはできたものの、三潴訴訟の判決までに、基地局からの電磁波が危険だという世論を大きく動かすことまではできなかった。それが判決で勝てなかった大きな理由ではないかと思う。

前述のとおり、三潴訴訟では、主張、立証共に原告側がドコモを圧倒していた。しかし、それでも勝てなかったのは、社会的にみて、多くの人が「基地局の電磁波が危険だ」と真剣に考えるところまでいっておらず、基地局の電磁波による危険性について関心を持っていない人が多数だという状況だからではないだろうか。基地局の電磁波問題について、そこまで運動を広げることができなかったことが、三潴訴訟を闘ってきた私の反省点である。

(3)　これからの希望

もっとも、基地局の電磁波問題をめぐる私たちの闘いはまだ終わっていない。判決は確定したが、前述のとおり、電磁波をめぐる社会情勢は大きく変化している。

電磁波の危険性については、今後、更に多くの人たちが関心を持つはずであるし、そのために私たちも、シンポジウムを行なうなどの活動を続けている。

まずは延岡の判決に期待したいが、私たちが闘い続ける限り、いずれ基地局や電磁波をめぐる国の政策を転換させることができると信じている。

(4) 福島第一原発事故の被害防止・被害者救済と共に

特に心に留めておく必要があるのは、電磁波による健康被害の問題が福島第一原発事故による健康被害の問題と本質的な部分で共通しているということである。

福島第一原発事故による放射能汚染に基づく健康被害の問題について、政府は、一定の線量以下の放射線では影響がないことを前提にして放射能汚染対策を行なおうとしているが、これは低線量被曝を長期間受けることによる健康被害や、内部被曝による健康被害の危険性を考慮していない。この政府の方針は、原爆症の認定基準問題から貫かれている政府の姿勢と言えるものであるが、正に電磁波の問題に関し非熱作用の慢性影響を認めない政府の対応と同じものである。さらに言えば、原爆症の認定だけでなく、水俣病等、過去の公害の被害者救済に関する政府の対応も同じものである。

つまり、私たちの電磁波による健康被害防止の闘いは、福島第一原発事故によって発生した放射能汚染による被害防止・被害者救済と本質的に同じものと言えるものであって、どちらを実現するためにも、原爆症や水俣病等について貫かれてきた国の政策を大きく転換させる必要がある。

そして、国の政策を大きく転換させるためには、電磁波と福島第一原発事故、その他の公害被害者が、全て同じ問題だという認識を持って、協力し合いながら運動を広げていくことが必要だろう。

私たちは、これからも電磁波による健康被害防止のために闘いながら、福島第一原発事故の被害者等、同じ問題に取り組む人たちと協力して、国の政策を転換させたいと思う。

第五章　熊本市楡木基地局訴訟の記録

弁護士　原啓章

紛争のはじまり

楡木地区は熊本市の北東部に位置し、国道五七号線を車で走ると一時間弱で阿蘇山に行くことのできるところにある。地域内には畑もまだ残る閑静な住宅地であり、学校も近くにあり、子どもを育てるには良い環境にある。NTTドコモ九州が建築を強行した中継基地局（以下「本件基地局」という）から地元の楡木小学校はわずか二五〇メートルほどしか離れていない。本件基地局の敷地周辺は小高い丘になっており、見晴らしの良いところにあり、熊本市街や阿蘇山をのぞむことができる。地元ではこの小高い丘を通称「どんぐり山」と呼んでいる。名前のとおり、どんぐりの木が多く、地元の保育園児や幼稚園児が季節になるとどんぐり拾いに興じるのどかな場所である。

このようなのどかな住宅地の中に、本件基地局の建設計画がひそかに進行していた。地域住民の知らぬ間に本件基地局の敷地をNTTドコモ九州は取得していた（後に、一九九九年一一月二五日に所有権移転されていることが分かった）。NTTドコモ九州の担当者が、ごく少数の近隣住民に着工の挨拶を始めたのが一九九九年一二月のことであったが、地域住民の多くが本件基地局の建設を知って騒然となったのは二〇〇〇年七月のことであった。地域住民のなかには中継基地局から照射される電磁波の危険性を心配する者が少なくなく、NTTドコモ九州に対し、住民説明会の開催を求めるなどの対応をとった。

本来であれば、NTTドコモ九州は、携帯基地局の建設の際には地元住民への事前説明を行なうべきであったが、何とNTTドコモ九州は、すでに熊本市に対し、楡木地区の住民に対しては事前の説明を済ませ問題はなかった旨の報告を行なっており、建築確認もすでに完了していた。後に判明したところによると、NTTドコモ九州は、熊本市建築主事に対し、二〇〇〇年七月一一日、高さ四〇メートルの本件基地局及び通信用機械室を建設するとの建築確認申請をし、熊本市建築主事は、同年八月一〇日、NTTドコモ九州の計画が建築基準関係規定に適合していることを証明する確認済証を発行していた。

このため、このような手続無視のやり方は許されないとして、地域住民有志が立ち上がり、熊本市長・熊本市議会・九州総合通信局等へ何度も足を運び、事情説明等を行なった。

しかしながら、NTTドコモ九州は、二〇〇一年五月二二日、本件基地局建設予定地に、建築予告看板を設置した。これによると、同年九月四日から工事を開始する予定であることが判明した。

これを阻止すべく、二〇〇一年九月二日、NTTドコモ九州の工事強行に反対する楡木集会が六〇余名の参加者をもって開催された。

このような活動の結果、熊本市は、ＮＴＴドコモ九州に対し、行政指導を行ない、都合四回の住民説明会が開催された。

このような中の二〇〇一年一一月、朝日新聞紙上に、ＷＨＯが極低周波による発がんの可能性を発表した旨の記事が掲載された。第一回説明会での説明に明らかな誤りがあることが判明したので、住民側からＮＴＴドコモ九州に対し、専門家を交えた公開討論会の開催が提案された。

しかしながら、ＮＴＴドコモ九州は、このような住民の切実な訴えに耳を貸さず、本件基地局の建設の強行を図った。地域住民有志は、このような理不尽な対応に憤り、建築工事現場において、公開討論会開催を求める抗議行動を展開した。

ＮＴＴドコモによる仮処分申立

地域住民有志による抗議行動は総じて平穏で整然としたものであった。抗議の趣旨も、公開討論会を開催し、住民の納得を得るまで工事を中断することを求めるものであり、いわば当然の要請であった。

また、地域住民の平穏な生活を一気に破壊しかねない本件基地局の強行という事態に直面した地域住民有志が、困り果てた末に、慣れない抗議行動までを余儀なくされたというのが抗議行動の実態でもあった。

しかるに、ＮＴＴドコモ九州は、二〇〇一年一一月七日、現場の樹木伐採などの工事再開を強行した。そして、これを阻止しようとする住民数名の工事現場近隣における行動を、作業員及びガードマン約三〇名をもって対応し、十数台のカメラやビデオカメラを使って撮影を強行した。住民らはこのようなＮＴＴドコモ九州の対応の真意さえわからず、平穏裏に抗議行動を展開したにすぎなかった。

後日、住民らは、このような撮影の真の目的を知った。二〇〇二年一月二二日、ＮＴＴドコモ九州は、住民らを相手方として、工事妨害差し止めの仮処分を熊本地方裁判所に提起した。この仮処分の疎明資料として、上記の撮影写真等が使用されていた。

住民らは、裁判に関わった経験が全くなかった。無論、仮処分の相手方にされた経験などあるはずもなかった。地域住民は、このような地域住民の正当な要請を封殺する仮処分など認められるはずもないとして、熊本市の森徳和弁護士に代理人を依頼し、強く争ったものの、熊本地方裁判所は、不当にも、二〇〇二年三月一三日、上記仮処分を是認する判断を下した。

住民による熊本地裁への提訴

元々、地域住民は、楡木地区の閑静な環境が気に入り、住宅を購入するなどして同地にて生活を送っていた者であった。

それが、たまたま、電波効率が良好な地区内の小高いどんぐり山に本件基地局が建設されることとなったことで、本件紛争に巻き込まれるという事態に直面することとなった。

先住の住民らが、本件基地局から照射されることになる電磁波の危険性に強い懸念を示しているのであるから、後発参入者であるＮＴＴドコモ九州は、納得を得るまで懇切丁寧に説明を尽くすべきであり、もし、安全性の説明ができないのであれば、本件基地局の建設を撤回すべきである。このような道理は、常識からしても誰しも異論がないものであった。

しかしながら、ＮＴＴドコモ九州は、地域住民に対し、安全性の説明を尽くさないまま、建設の強行へと舵を切った。そして、平穏な抗議行動をとったにすぎない地元住民に対し、仮処分の申し立てまで断行した。

後に提起された裁判の中で、本件基地局から照射される電磁波の危険性については客観的合理的根拠があることが明らかとなった。当時、ＮＴＴドコモ九州が安全性を保証することなどできなかったというのが客観的情勢であり、したがって、このような客観的情勢であったからこそ、ＮＴＴドコモ九州は、説明を尽くすという方向から、一気に、建設強行へと舵を切ったとしか考えられなかった。

水俣病問題、福島原発問題などと全く同じ問題構造がここでも浮かび上がってくる。

たまたまそこにいただけにすぎない住民からの切実な説明要請さえ抹殺しようとしたＮＴＴドコモ九州の今回の許されざる対応経過については後世まで記憶にとどめておく必要がある。

このような被害者であるにもかかわらず、あたかも加害者であるかのごとき大変な立場に立たされた住民らは、普通であればここでたたかいを諦めてもおかしくはなかったかもしれない。住民らのほとんどはごく普通の主婦や勤め人であった。家庭があり仕事があるなかで、裁判闘争に突入することには厳しい覚悟が必要であった。

しかしながら、巨大企業であるＮＴＴドコモ九州が、ごく普通の地域住民に対して、手段を選ばぬやり方をしたことは絶対に許されないという強い憤りが、地域住民を突き動かした。

再度、森弁護士のもとに相談に赴き、裁判を提起したいと強い熱意を同弁護士にぶつけた。この結果、この憤りを同弁護士が正面から受け止め、本件基地局の操業差し止めを求める裁判提起が具体化していった。

そして、二〇〇二年七月一日、森徳和弁護士を中心とした八名の弁護士が代理人に就任し、熊本地方裁判所に対し、構築物建設操業差止請求事件（平成一四年（ワ）第八二一号）が提訴されるに至った。原告は総勢六名という比較的小規模の原告団であったが、是非とも差し止めを勝ち取りたいという熱意にあふれていた。

上記訴訟の請求は、「別紙物件目録記載の土地場に携帯電話基地局を建設・操業してはならない」という本件基地局の建設・操業を差し止めるものとした。

上記請求を基礎付ける理由（請求原因）として、①本件基地局の倒壊の可能性、②電磁波照射による人体への危険性、③人格権及び憲法問題を三本の柱とした。

①については、本件基地局が高さ四〇メートルという長大構築物であるところ、本件建設現場付近には立田山断層という活断層が通っており、いったん地震が発生すれば倒壊の危険性があると主張した。

②については、本件基地局から照射される電磁波はマイクロ波か低周波であるところ、かかる電磁波による人体への影響については電磁波症候群として知られており、白血病、脳腫瘍、リンパ腫瘍、がんなどとの関連性が指摘されており、原告ら住民はこのような電磁波の照射を受けることにより生命身体に対する重大な侵害の危険性があると主張した。

③については、人間が生命・身体を安全に維持して生活する利益は、人間の基本的な生活利益であり、人格権として法的に保護されるべきであるところ、かかる人格権が侵害された者は、損害賠償を請求できるばかりでなく、人格権侵害行為そのものの排除を求めることができるし、また、人格権の侵害されるおそれのある者は、その侵害の予防のため侵害行為の差し止めを請求することができるところ、本件基地局が建設・操業されれば人格権の侵害のおそれは明らかである、また、手段を選ばず本件基地局の建設・操業を強行するＮＴＴドコモ九州の姿勢は憲法の規定する適正手続（憲法一三条、三一条）に違背するものである（強大企業である上記会社には憲法規定が直接適用されるべきである）との主張を展開した。

二〇〇二年九月二六日、熊本地方裁判所の大法廷（一〇一号法廷）で、第一回口頭弁論期日が開かれた。同期日において原告の一人は、訴訟提起の経緯と健康不安というテーマで意見陳述を行なった。

楡木裁判の主要な争点の一つは、上述したとおり、本件基地局から照射される電磁波の危険性の存否であった。

当時、この問題については、世界保健機関（ＷＨＯ）や米食品医薬品局（ＦＤＡ）が調査研究を進めていた。現在進行形の問題であるため、最新の調査研究結果を裁判所に提示する必要があった。そこで、電磁波問題を研究されている荻野晃也先生に協力をお願いし、意見書の提出、更に専門家としての証人尋問を実現した。荻野先生の証人尋問は、主尋問が二〇〇六年一月一九日に実施され、反対尋問が同年三月九日に実施された。

荻野先生は、最新の知見を踏まえ、世界各地で電磁波の影響を示す研究が進んでいることを明らかにした。電磁波の人体に対する影響は長期間の曝露によって顕在化してくるものである。ＮＴＴドコモ九州が提示する影響のない調査研究結果は短期間の検討結果を前提にしているものであり、調査研究期間が長くなればなるほど電磁波と人体被害との間の因果関係は濃くなっていく。荻野先生は、ドイツの論文ではがん患者が基地局稼働後の五年後に増加していること、カロリンスカ研究所の研究結果では、携帯電話を一〇年以上使用する者で聴神経腫瘍が増加していることなどの研究結果を引用しながら、電磁波の人体への悪影響の存在を具体的に明らかにしていった。担当の裁判官三名も荻野先生の証言を熱心に聞き入っており、裁判所の関心も高かった。

さらに、楡木裁判においては、電磁波過敏症の観点からも、電磁波の人体影響の立証を進めることとした。日本において、化学物質過敏症・電磁波過敏症などの環境起因性健康被害を臨床的に研究している有数の機関は北里研究所病院であった。楡木訴訟原告団・弁護団は、同病院の臨床環境医学センター長であった坂部貢先生に連絡をとり、協力依頼を打診した。これに対し、坂部先生は快く協力を了解され、最新の臨床研究結果について話をうかがうことができた。

坂部先生からうかがう臨床研究結果は電磁波の人体影響を端的に示す衝撃的なものであり、是非とも裁判所に直接証言を示す必要があると原告団・弁護団は考えた。

ところで、北里研究所病院臨床環境センターは、文部科学省の学術フロンティア助成の一環として設置された環境起因性健康障害に関する臨床研究施設であり、内外から高い評価を得ており、日本のモデル施設として位置づけられている。坂部先生は同センターのトップの立場にある日本有数の臨床研究者である。

原告団・弁護団は、裁判所及び坂部先生と意見を交換し、北里研究所病院において坂部先生の証人尋問を実施することで合意をみた。

日本有数の臨床研究施設に裁判官が来訪しての尋問（裁判所外での尋問なので所在尋問と呼ばれている）が実現したことは極めて有益なことであった。実際、尋問終了後、裁判官による化学物質過敏症の臨床現場の見学も実現するという副次的な成果もあった。

二〇〇六年一〇月二〇日、東京都港区白金所在の北里大学白金キャンパスにおいて坂部先生の証人尋問が実施された。尋問は、坂部先生が事前に作成した陳述書を前提として、主尋問一時間程度、反対尋問三〇分程度が実施された。

坂部先生は、独立行政法人国立環境研究所の客員研究員、公衆衛生協会の委託研究総括研究者など、国家的な助成を得た研究にも多数携わっており、このような立場から、また、臨床医としての立場から、電磁波過敏症が現に臨床的に存在していることを前提に、極めて説得的な証言を展開された。坂部先生の証言は、述べ数千人の環境起因性健康障害を訴える患者が受診に訪れる同センターの実績を前提としたものであり、ＮＴＴドコモ九州側は本質的な反証ができないままで反対尋問は終了した。

坂部証言の結果、以下のような知見等が明らかとなった。

電磁波過敏症とは、急性の健康影響が生じない、極めて低レベルの電場・磁場の曝露であっても、特定の波長に長期間にわたり繰り返し曝露を受けることにより、多臓器における過敏性を獲得し、曝露を受けるたびに様々な自覚症状を呈する病態である。

極めて低レベルの電場・磁場の曝露でも電磁波過敏症は発症する。すなわち、閾値はなく、いかなる電磁波にもリスクが存している。

電磁波対策としては、①原因から離れる、②総身体負荷量（トータルボディロード）を減らすことが重要である。すでに電磁波過敏症を発症している人は電磁波照射を受けないことが、未だ発症していない人もできる限り電磁波照射を受けないことが重要である。

電磁波過敏症については個人差が大きく、感受性の高い幼児や妊婦を踏まえた安全対策が必要である。また、次世代への影響まで十分に考慮する必要がある。
培養細胞レベル・実験動物レベルでの結果を、人に対する影響の有無についての科学的根拠として採用することは、現在の科学者の中では稚拙な考え方とされている。携帯電話中継塔から発せられる電磁波が、現住民及び次世代全てに安全であるとの科学的証明が出ていないのが現状である。規制値は、研究者の継続した研究によって変更される可能性がある。

実は、以上のような坂部先生の証言内容は、私たちの訴状における主張の妥当性をそのまま追認するものであった。すなわち、私たちは、訴状において、「本件鉄塔等の操業が開始された場合、常時電磁波に曝されることとなる原告らはいわば人体実験を受けているようなものであり、その健康への不安には計り知れないものがある。しかも、電磁波に起因する傷病の多くが死に直結するものであるだけに原告らが本件鉄塔に強い懸念を抱いているのは至極当然のことである。近年、電磁波問題においては、『慎重なる回避』『予防的原則』という言葉が使われているが、少なくとも人の生命・身体に重大な侵害が及ぼされる危険性が相当の根拠をもって指摘されている現状においては、慎重の上にも慎重を期すという態度をとるのが、危険物を所有し利用する被告の責務というべきである」と主張したが、坂部先生の証言はまさにこのような私たちの主張と軌を一にするものであった。大きな成果を残して坂部先生の証人尋問は終了した。

その後の二〇〇七年一月二二日、原告本人尋問が実施され、同年二月二二日、最終準備書面を提出し、結審となった。結審の裁判において、原告一名及び弁護士三名が意見陳述を行ない、裁判を総括した。

二〇〇七年六月二五日、熊本地方裁判所で判決の言い渡しがされた。結果は残念ながら原告らの請求を棄却する判断であった。

同判決は、判決理由中の結論部分で以下のように述べている。「携帯電話基地局ないし携帯電話の発する電磁波による健康被害のおそれを指摘する知見の信憑性を、一概に否定し去ることはできないとしても、現時点においては、これらの知見をもって、直ちに、本件基地局を含めた携帯電話基地局から放出される電磁波によって健康被害が生じる具体的な危険があるとまでは認めがたい」。

すなわち、「現時点においては」「直ちに」という留保を付けて請求を棄却したというのがこの判決の結論である。

これは、裏を返してみれば、将来の重篤な健康被害の発生についてはその発生の可能性を視野に入れた判断であるとみることができる。

ところで、刑事事件においては、「疑わしきは被告人の利益に」という無罪推定原則がとられている。これは、有罪か無罪か決しかねるグレーゾーンの事案であれば、被告人を無罪とするという原則である。

無実の者が刑罰を受けることがないように上記の原則がとられることは合理的である。しかしながら、将来、住民の生命身体に重篤な被害が生じる可能性があるにもかかわらず、電磁波の照射を認めるというのは大変な間違いである。これでは人体実験を認めるにも等しいことになる。

また、裁判所は、少数者の人権を守る最後の砦であるべきであり、この見地からも今回の請求棄却の判断は間違っているといえる。

さらに、「現時点においては」という留保部分は、今後電磁波の危険性にかかわる知見が積み重なっていけば、裁判所の判断も覆っていくはずである。

以上のような事情を考慮した結果、私たちは控訴という選択をとることで一致した。

福岡高裁におけるたたかい

福岡高等裁判所における第一回口頭弁論期日は、二〇〇七年一〇月一八日に実施された。

同裁判所は、電磁波問題という専門分野を正面から受け止め、専門用語の解説一覧表の作成を当事者に要請するなどした。

また、同裁判所は、同年一一月二二日に開催された第二回口頭弁論期日において、用語の理解だけではイメージが掴みにくいという理由で、現地での説明会の開催を示唆した。

これを受けて、二〇〇八年一月二一日、福岡市早良区四箇所在のドコモ四箇中継基地局において、進行協議期日が実施されることとなった。同期日には、裁判官二名、控訴人代理人三名、原告二名、被控訴人代理人二名が出席したほか、被控訴人会社技術者や一審で証言をしていただいた荻野先生も列席した。約一時間ほどをかけて、中継基地局の外観や機械室の検証をしたり、裁判官や代理人から技術者へ質疑応答をしたりした。裁判官も熱心に検証や質問を行ない、有益な進行協議期日となった。

その後、できる限りの専門知見を前提にした判断を求めた裁判所の意向もあり、当時、福岡高裁の別の民事部で審理が係属していた三潴事件におけるドコモ技術者証言の結果を楡木事件でも証拠として提出すべく、若干の期日を要することとなった。

かかる証人調書を証拠として提出した後の二〇〇九年六月二日、控訴審は結審し、同年九月八日に判決言渡し期日が指定された。

しかるに、残念ながら、同日の控訴審においても、控訴が棄却される結果となった。

しかしながら、同控訴審は、判決理由中で、「複数の同じような研究によって携帯電話基地局の周辺住民に同様の健康被害が見られるという点についてはやはり見逃すことはできない」「携帯電話から発せられる弱い電磁波によっても、そのような健康被害が生ずるのではないかという危惧は、なお払拭しきれないものがあるといわざるを得ない」と述べており、私たちの立証に理解を示す判示内容でもあった。

残念ながら結論を覆すまでには至らなかったものの、高等裁判所において電磁波の健康被害の可能性が是認されたことは画期的なことであったといえる。

最後に

国家政策とこれを実質的に担う巨大企業、それらによる安全性の喧伝とこれを支える学者集団という構図は、これまで何度も繰り返されてきたものである。

水俣病等の公害問題、じん肺、アスベスト等の労災問題などのほか、現在、深刻な懸案事項である原発問題でも事態は同様であった。

そして、これまでは、何か重大問題が起こらなければ政策が転換されることはなく（何か起きても政策転換がされないこともある）、被害もそれまで継続し拡大し続けるという繰り返しであったが、電磁波問題では直ちにこのような動きに終止符を打たなければならない。

国民の価値観もその方向で動いていると評価できる現在、電磁波問題も必ずや、近いうちに私たちのたたかいの目標が達成される方向で決着を見るものと信じている。

私たちのたたかいも、電磁波問題という大きなたたかいの中で、解決に向けたきっかけの一つとして位置づけられるとすれば大変に光栄なことである。

第六章　別府荘園基地局撤去裁判について

弁護士　亀井正照

はじめに

別府市荘園地区は、多くの住宅のあるいわゆる文教地区であり、周囲には、保育所、小中学校、複数の病院、複数の養護学校（特別支援学校）などが多数存在している。

この荘園地区に、携帯電話基地局の設置計画のあることを知った周辺住民らが、ＮＴＴドコモを相手に、基地局の操業禁止を求めて大分地方裁判所に提訴し、その後、福岡高等裁判所でも審理されたのが、別府荘園携帯電話基地局撤去裁判である。

この裁判の特徴として、次の二点をあげることができる。

第一に、主張の点で「予防原則」を前面に打ち出したこと、第二に、立証の点で東北大学の本堂毅先生に証言していただいたことである。

以下では、この特徴に沿って、荘園裁判について説明する。

予防原則に関する主張の概要

(1)　予防原則に注目

携帯電話基地局撤去の請求をしていくにあたって、我々は予防原則に注目した。電磁波関連の各種報告に、予防原則の言葉が度々出てきていた。

しかし、裁判所には予防原則に対する抵抗感があるだろう、と考えられた。それを突破するにはどうすべきかを考えた。

我々が予防原則について学んでいて感じたのは、この原則はまさに我が国において、公害や薬害の歴史から得てきた教訓ではないか、ということであった。

相当な根拠をもって、一定の事業活動によって健康や環境等に被害の生じるおそれが認められる場合には、確固たる証拠がないことを理由に対策を先延ばしにすべきではなく、何らかの対策がとられるべきだ、ということは、公害・薬害の教訓からはあまりにも自明なことだったはずである。

しかも、この予防原則は、環境分野の条約に明文化されているし、各種法律にも見られた。特に、スモン訴訟を契機に改正された薬事法六九条の三で緊急命令の制度を設け、保健衛生上の危害の発生又は拡大を防止するため必要があると認めるときは、一時停止すること、その他保健衛生上の危害の発生又は拡大を防止するための応急の措置を採るべきことを命ずることができる、と規定されているのだ。

予防原則は珍しい話などではなく、日本の公害・薬害の歴史から得た教訓であるし、さらには実定化されているもので、裁判官が抵抗感を抱く必要のないものだということを主張したのである。

(2)　予防原則の二側面

さらに、予防原則には、実体法的側面と訴訟法的側面があることも主張した。

第一に、実体法的な側面としては、相当な根拠をもって被害発生のおそれが示されていれば、その被害が重篤で重大な場合であることや、他に代替手段がないことなど要件を絞って差し止めを認めるべきこと、を主張した。

予防原則が漠然とした抽象的なもので使えないようなものではない、ということを主張したのだ。

第二に、訴訟法的な側面としては、挙証責任の公平な分配として、当方が相当な根拠をもって健康被害のおそれを示した以上、今度は相手方が健康被害は生じないことの証拠提出責任を負うべき、という主張をした。環境法に関する大塚教授の論考にも立証責任のことが触れられていた。

科学的証拠による立証の概要

(1) 科学的証拠の評価についての意見書

電磁波による健康被害を示す証拠として、各種疫学報告、ニール・チェリー博士の意見書、ザルツブルグ国際会議の内容などを提出した。

しかし、科学的証拠が法廷に提出されても、裁判官は被告企業の申請した証人であることとか、国の審議会や委員会に所属しているという肩書きを信頼してしまい、科学的証拠を適切に評価しないのではないかと考えた。

そこで、科学技術社会論（ＳＴＳ）の学者にお会いし、科学的証拠の評価の仕方について意見書を作成していただき、これを証拠提出した。

そもそも、科学技術と社会が交錯する裁判などの場面では、社会が科学に関する資料を適切に扱えず、科学に対して誤解を抱いたまま、間違った判断をする事態が生じるのだ。科学で論争が生じ、異論が出されていることは自然なことなのだが、世の中には、科学は唯一の正しい回答を与えてくれるという「固い科学観」が蔓延しているため、科学論文に異論が述べられていると、それだけで信用性に疑問を抱くという誤った対応をする危険性があるのだ。しかも、科学の世界では、「ジャーナル共同体」と言って、学術雑誌の査読を通じて当該分野の知のクオリティが保たれ、「科学的合理性」が担保される。たとえ、肩書きのある学者が発言していても、その学者の専門は何かなど注意しなければいけないのであって、そこには「科学的合理性」が担保されていないことが判明することもあるわけである。

そのようなことを明らかにする意見書を提出したが、証人申請は残念ながら採用されなかった。

(2)　本堂証言

また、我々はヨーロッパ各国で行なわれたレフレックス報告も重視した。国際基準とされる値以下でも、ＤＮＡや染色体が損傷されることが示されたわけだ。このことは、将来の人の発がん性を含む各種健康被害の発生を推測せしめるに十分な報告であった。

しかし、レフレックス報告は英文であり、これを書証として提出しただけでは、裁判官になかなか響かないということも感じていた。そこで、パリティ誌でレフレックス報告を日本に紹介した東北大学の本堂先生に、大分地裁で証言していただくことができた。

本堂先生は、ウィーン大学の研究班の専門家に直接会ってお話を聞いたこともあり、物理学と医学が交錯するこの分野で第一線の研究者と連絡をとりつつ、自らも様々な研究に取り組まれてきた方である。しかしながら、本堂先生に証言していただいたのは、レフレックス報告そのものの内容もさることながら、物理学をやっている人なら、誰しもがわかること、もしくは、科学の研究者であれば知っていることであった。行政の基準がどういう仕組みによってなりたっているのか、研究資金をもらっている研究者の研究成果に関する議論や、「科学的に明白な証明がない」ということが科学的には何を意味するのか、といったことにも触れていただいた。

その証言によって、被告企業がしている主張や行政の基準策定の根底にあると思われる「科学的合理性」に大きな疑問を投げかけたのだ。

他方、本堂先生への反対尋問は、非常に典型的な専門家証人に対する反対尋問であった。すなわち、科学者である専門家に、「基地局建設の是非」を問う反対尋問が繰り返された。本堂先生は、主尋問の段階で、そのような反対尋問がなされることを想定していたし、そのような反対尋問が適切でないことを既に明白に打ち出して、証言しておられた。

なお、レフレックス報告は、捏造であるという疑いがかけられていると被告企業側は指摘した。本堂先生の反対尋問直前にそのニュースが欧州などで報じられたが、本堂先生は、ウィーン大学に直接連絡を取り、事実確認をしたし、この点は、後日調査して、捏造とする根拠はないことを証拠としても提出した。

被告企業側は「科学的に明白な根拠がないこと」を理由に、電磁波被曝の健康被害の可能性を否定してきた。しかしながら、おかしなことに、レフレックス報告が捏造であるという「明白な証拠」がないにも関わらず、被告企業側はその後、他の裁判でレフレックス報告の信用性を否定するために、捏造の報道がなされたことを引用しているのだ。

さらに、この一審の結審頃から控訴審にかけては、フランスで携帯電話基地局の撤去を命じる判決が続々と出されている時期でもあったので、その判決を証拠として出し、裁判所の背中を押すように努めた。

裁判所の見解

(1)　一審大分地裁

平成二一年二月二日、大分地方裁判所で判決が出された。結論は、請求棄却であった。

しかし、本堂証言が効いたのだと思われるが、従来の裁判例を踏襲することなく、また被告企業の提出証拠や主張にも必ずしも与しない判決であった。

ただ、一審判決では、予防原則が立法論だ、つまり多数決で決めてくれ、と下駄を立法府に預けようとする内容であった。

地域住民の多数が基地局にNOを突きつけているのに、これを撤去させられない多数決、民主主義とは何なのか疑問を残す判決でもあった。

(2)　二審福岡高裁

大分地裁判決に対して控訴したわけだが、平成二二年三月二四日、福岡高等裁判所で控訴棄却判決が出された。結論は、住民等の請求を認めないというものであったが、その判決理由の中で注目すべき指摘があった。

まず、予防原則について、我が国の個々の実定法に取り入れられているものとして、個別的な分野での法規範性を裁判所として認めたのだ。私たちは、このことを梃子にさらに予防原則の裁判規範性をさらに広く実務に定着させていかなければいけないと思った。

次に、「それぞれ独立した形でなされた調査結果が、携帯電話基地局住民に同じような健康被害が出現していると指摘していることに着目すれば、多かれ少なかれ同様な環境のもとに生活している我々に対して発せられた警鐘というべきものがふくまれている」と判示している。科学的証拠を適切に評価しようという姿勢が以前よりも前進していることを感じる。

さらに、「（フランス）の司法において、中継アンテナにより発せられる電磁波への曝露の無害性に関する不確かさが残存することが指摘され、ひいては、電磁波の健康被害への影響が確かなものとされつつあることについては、我々としても謙虚に耳を傾けるべきものではあると思料する」とも判示している。基地局撤去裁判が決して荒唐無稽な裁判などではなく、真剣に顧慮しなければいけない問題であることを裁判所自ら鮮明にしたものといえると思われる。

ただ、「（本件基地局の操業開始後）現在に至るも、控訴人らに具体的な健康被害が生じていることを認めるに足りる証拠はない」と判示した。この言い方からは、具体的被害発生が立証されれば、差し止めを認める方向性が浮かび上がったものといえるであろう。

終わりに

我々の別府荘園裁判の闘いは、大分地裁と福岡高裁で終結したが、携帯基地局撤去を実現するための闘いのステップは、着実に作られてきていると感じる。以後の闘いに、そのバトンが着実に引き継がれていくことを強く希望する。

第七章　霧島訴訟の裁判報告

弁護士　白鳥努

訴訟に至る経緯

(1)　事案の概要（仮処分が却下されるまで）

東京在住のX氏は、定年後の老後を故郷の鹿児島で暮らそうと計画し、景観の良い霧島に土地を探したところ、本件土地が温泉付き分譲地として売りに出ているのを知った。そこで、現地を見に行くと、そこはなだらかな傾斜地となっており、眼前には視界を遮るものはなく、遠くに錦江湾と桜島までが見えるという大変眺めがよい場所であった。

本件土地を含む分譲地は、霧島屋久国立公園第二種特別地域に指定されており、法令によって、「建築物が山稜線を分断する等眺望の対象に著しい支障を及ぼすものでないこと」という規制や、「建築物の高さは一三m以下」でなければならないという規制など、霧島の素晴らしい自然に配慮した特殊な規制が施されていた場所であった。

そこで、X氏は、「ここなら、申し分ない！」と思って本件土地を購入し、設計士との間で、上記のような様々な規制に配慮した自宅建物を建てようとあれこれ相談しながら、建築の準備を進めていたところ、平成一六年の年末（一二月三〇日）になって、突然、現地に住む友人から、「お前の土地の前にNTTドコモが鉄塔を建てているぞ！」という連絡が入った。

「まさか！」と驚き慌てたX氏は、年が明けて直ぐの平成一七年一月四日、東京から現地に飛び、NTTドコモに対し、「何の説明もないまま工事を始めるとはどういう事ですか？　とにかく工事を中止して下さい」と求めたが、NTTドコモは、「中止はできない」との一点張りで、話にならなかった。そこで、X氏は、やむなく翌五日から鹿児島市内の弁護士を探し始めたが、何人かの弁護士に断られた後、私が受任したのは同年一月一七日のことであった。早速準備にかかったが、X氏が東京在住ということもあり、鉄塔建設工事差止の仮処分を裁判所に申し立てたのは、同年一月二七日になってしまった。しかし、「時すでに遅し」であり、審尋が開かれた時には既に鉄塔工事は完成しており、「申立ての利益がない」として、同年二月二三日、右申し立ては却下された。

(2)　X氏の憤り（X氏一人の闘いとなった理由）

NTTドコモは、本件鉄塔を建てるに際し、X氏はもとより、同じ分譲地の方々に対しても、事前、事後を問わず、何の説明もなかった。本裁判になってからのNTTドコモの言い分は、「近隣の人々にはパンフレットを配って説明した」というものであったが、周辺住民のどなたに聞いても、「そんなパンフレットは見たこともない。年末にいきなり工事が始まって、年明けに

図6

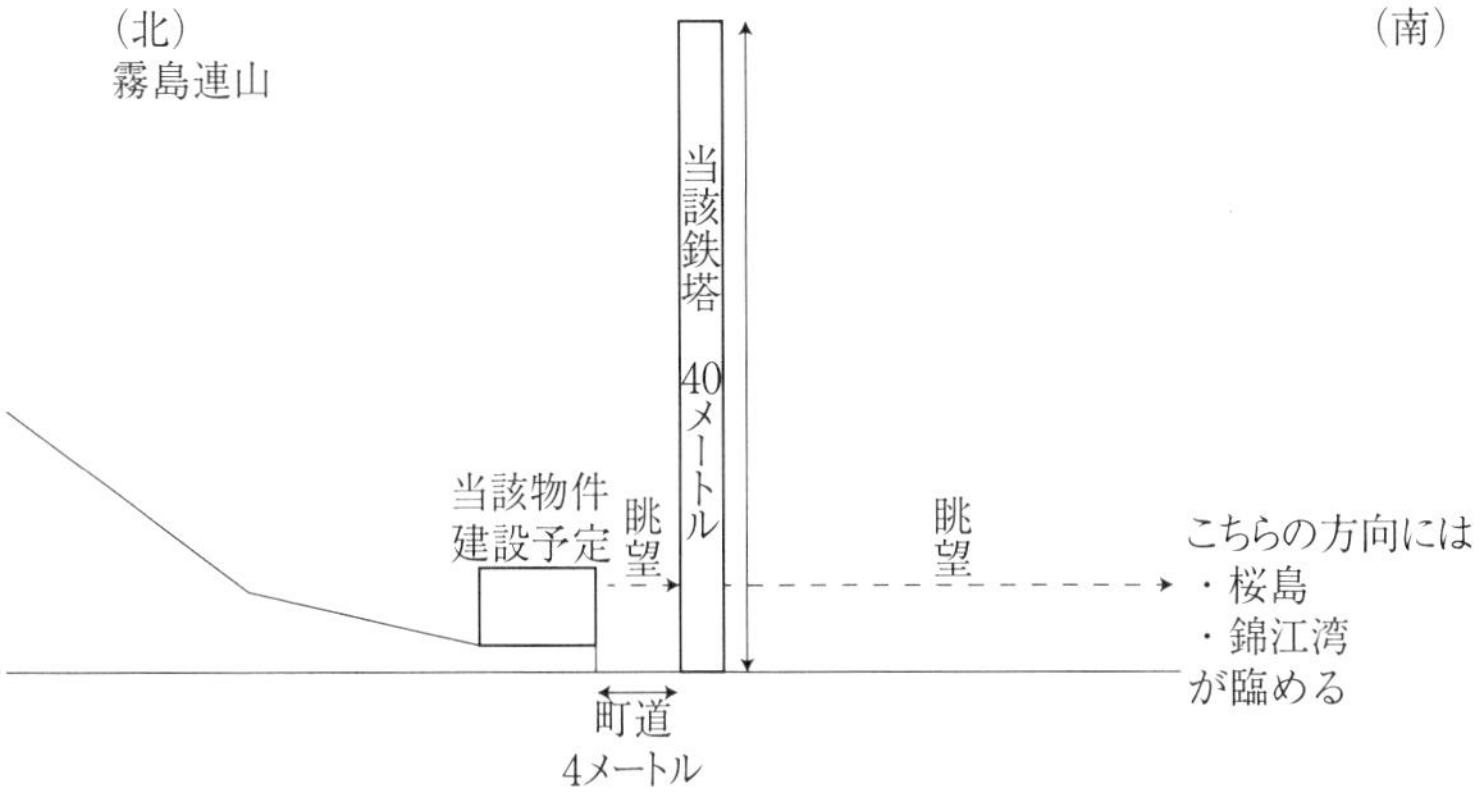

は直ぐに鉄塔が建っていた」という回答であった。

また、NTTドコモは、X氏については、「X氏の住居が東京だったので、連絡しなかった」と主張した。このようなNTTドコモのやり方・対応に対し、X氏は、「民間会社とはいえ、ある種公的な存在とも言える会社としての道義的責任ないし自覚が全くない！」と憤り、NTTドコモに非があるのだから、原告は自分一人でも闘えるはずだと考え、本裁判を一人で闘う決意をした（ただし、原告は一人だが、陳述書の提出などを通じて、同じ別荘地内の住民の方々には、本裁判に必要な協力を随時して頂いた）。

霧島訴訟の裁判経過

(1)　本裁判の争点

本裁判は、①眺望権の侵害、②電磁波の問題、

③倒壊の危険性、という三点を争点として争った。

原告が自宅を建設しようとした土地までが霧島屋久国立公園第二種特別地域に指定された土地であり、前述のように、法令によって様々な規制が施されているのであるが、実は、その原告の土地から下方に向けて四ｍの町道を隔てた所にある、本件鉄塔が建っている土地は霧島屋久国立公園第二種特別地域ではなく何の規制も施されていない土地であった（だからこそ、四〇ｍの鉄塔の建設ができた。四ｍの町道よりも上の部分だけが第二種特別地域である）。しかし、原告の土地自体は、前述の通り、国立公園内の第二種特別地域に指定された土地であり、いわば眺望が法的に保障された土地であると考え、原告は、「眺望権の侵害」をも争点の一つに加えた。

(2)　第一審の経過（鹿児島地方裁判所）

提訴（**平成一七年七月二七日**）

原告（一名）が、ＮＴＴドコモ九州を被告として、本件鉄塔等の撤去を求める妨害物排除請求訴訟を、平成一七年七月二七日、鹿児島地方裁判所に提訴した。

審理（**平成一七年一〇月二六日ないし平成二〇年五月二八日**）

ア　争点と証拠の整理に関する手続（第一回ないし第九回）

平成一七年一〇月二六日の第一回期日から、平成一九年七月二〇日の第九回期日まで、争点と証拠（書証）の整理に関する手続が行なわれた。

イ　証拠（人証）調べの手続（第一〇回ないし第一二回）

(ア)　奥西一夫証人の尋問

平成一九年一〇月一九日（第一〇回期日）、倒壊の危険性という争点に関して、原告申請の奥西一夫証人の尋問が実施された。奥西一夫証人は、災害地形学、水文地形学が専門の京都大学元名誉教授であり、現在は、国土問題研究会の理事長をされている。

奥西一夫証人には、

① 霧島火山の麓にある本件鉄塔付近の地質は構成材料として火山噴出物・溶岩からなり、土石流などによる運積土砂としての性格が強い地層と判断されること、

② 本件鉄塔の基礎杭は上記①の土石流体中の転石に載るような不安定な状態にあること、即ち、各杭は互いに連結した転石に載っているのではなく、あたかも束石の上に柱を立てたような状態と考えられ、束石の下には軟弱な粘性土・砂質土が存在し、この層は傾斜地を構成して斜面下方に傾斜しており、軟弱層の構成が火山灰・火山砂など特殊土からなるために、地下水に遭遇して吸水劣化や地震時に強度劣化することが予想されることから、本件鉄塔はすべり台上の軟弱層の上に転石が載り、さらにその上に基礎杭が建っているような危険な状態にあること、等を証言して頂いた。

(イ)　荻野晃也証人の尋問

平成一九年一一月七日（第一一回期日）は、原告本人の尋問と、電磁波という争点に関して、原告申請の荻野晃也証人の主尋問が実施され、平成二〇年二月六日（第一二回期日）に、荻野晃也証人の反対尋問が実施された。

荻野晃也証人は、京都大学工学部出身の理学博士であり、もともとは原子核物理や放射線計測学などを専門とされていたが、最近は電磁波環境研究所の所長として活躍されている電磁波問題の第一人者である。

荻野晃也証人には、

① 電磁波の人体への影響に関する最新の知見、即ち、わが国や諸外国における細胞レベルや疫学レベルでの研究等の成果や、WHOやICNIRP等の最新の動向等をふまえて、携帯電話と脳腫瘍や小児白血病等との関係、電磁波過敏症など、電磁波の健康被害の危険性を証言して頂き、さらに、

② 電磁波の規制の現状として、世界各国の規制に関する最新の知見と、わが国の「電波利用における人体の防護指針」等による規制の趣旨とその問題点を証言して頂いた上で、

③ 荻野晃也証人自身に行なって頂いた本件鉄塔付近での電磁波測定の結果に基づいて、本件原告敷地における電磁波被曝による健康被害の具体的危険性について、証言して頂いた。

(ウ)　原告の尋問

平成一九年一一月七日（第一一回期日）に、荻野晃也証人の主尋問と共に、原告本人の尋問も実

施された。

原告本人は、

①　電磁波については、国により電磁波の許容範囲の安全基準が違う以上、現在の人間の能力や科学のレベルにおいては、「この数値以下ならば、科学的にみて一〇〇%絶対に安全である」という安全の確定は不可能ではないかということ、

②　景観については、本件土地からの、遠くに桜島、錦江湾が一望できるこれほどの眺めを普段の暮らしの中で堪能できる場所はないと思い、景観の素晴らしさ故に本件土地の購入を決めたのに、購入後、突如として、本件鉄塔が建てられ、景観が台無しになったこと、

③　倒壊の危険性については、傾斜地に建つ高さ四〇mの本件鉄塔は地震、台風など予測できない大きな力が加わった時には確実に倒れるのであって、住宅地に隣接する鉄塔が倒壊した時には当然付近の住民に重大な被害を引き起こす危険性が高く、そのような近距離に本件鉄塔を建てること自体が大問題であること、

④　NTTドコモ九州（被告）の企業としての責任については、「公共」という名の下に、強引かつ拙速に物事を進めており、企業倫理や安全基準等はうわべだけの表面的な言葉にすぎず、人の命が犠牲になった時、誰が、どのような責任を取れるというのか、といったことについて、証言した。

ウ　追加の主張・立証に関する手続（第一三回及び第一四回）

その後、国土研の分析により、被告側が行なった本件鉄塔敷地のボーリング調査におけるコア写真で、深度一〇ｍのものと一一ｍの写真が全く同一であるという偽装が見つかったことから、被告に対し、右コア写真の提出を求めたが、被告から提出されたコア写真は不鮮明かつ不十分なものであったことから、原告は、第一三回期日（平成二〇年四月九日）において、本件鉄塔敷地内での再度のボーリング調査を要請した。

しかし、被告がこれを拒否し、裁判所もそこまでの必要はないとして、他に特になければ次回（平成二〇年五月二八日）で結審したいので、最終準備書面を出すように言われたことから、原告は、霧島市の許可を得て、本件鉄塔敷地に隣接する市道の本件鉄塔側ギリギリの場所でボーリングを実施し、それに関する国土研の分析・検討結果の報告書を提出した。そして、平成二〇年五月二八日の期日に、双方が最終準備書面を提出して、結審した。

(3)　判決（平成二〇年九月一七日）

ア　主文

原告の請求を棄却する（原告敗訴の結論）。

イ　一審判決の判断内容

(ア)　眺望権の侵害について

一審判決は、眺望権の侵害については、受忍限度論を前提とした上で、「本件敷地は自然公園法上の指定地域でないことや、携帯電話の基地局はある程度公共性も認められるものであることなどを総合考慮すると、本件鉄塔設備による原告の眺望利益の侵害は受忍限度の範囲内のものというべきである」として、原告の請求を退けた。

(イ)　電磁波の問題について

次に、電磁波の問題については、一審判決は、「原告所有地付近において本件鉄塔設備から出される電波の強度は、同設備が最大限に利用された場合でも、電波防護指針値を大幅に下回るものであることが明白である」という理由で、原告の請求を退けた。

また、荻野晃也先生の協力により提出した様々な国内、国外の論文に対しては、「少なくとも電波防護指針値を超えない携帯電話の電波は健康に影響しない旨の、公的機関によるものを含む資料など（……）も多く存在することから、直ちには採用し難い」として、単に、「被告に有利な（無害であるとの）資料も多く存在する」ということを理由として、原告の請求を退けた。

(ウ)　倒壊の危険性について

最後に、倒壊の危険性については、一審判決は、国土問題研究会の奥西一夫先生の証言を信用できないとし、また、原告側が、被告が行なったボーリング調査のコア写真には、深度一一mのコア写真が一〇mのコア写真と全く同じである（つまり深度一一mのコア・地層がどのような状態なのか明らかにされていない）という問題点を指摘したにもかかわらず、その点には一切言及しないで、「本件鉄塔は、構造計算及び基礎体計算上は十分な強度を保持しているものであるから、他に特段の事情が認められない限り、倒壊の危険性は存しないものというべきである」と認定して、原告の請求を退けた。

(4)　控訴審の経過（福岡高等裁判所宮崎支部）

控訴（平成二〇年九月三〇日）

原告（一名）は、一審判決を不服として、平成二〇年九月三〇日、福岡高等裁判所宮崎支部に控訴した。

なお、眺望権の侵害は控訴理由とせず、電磁波と倒壊の危険性の二つに絞って控訴した。

審理の経過（平成二一年一月二八日ないし平成二二年一月二九日）

控訴審では、第一回期日の平成二一年一月二八日から第七回期日の平成二二年一月二九日まで、審理が行なわれた。

ただし、電磁波に関する追加主張・立証は書面に限定され、審理は、地震による倒壊の危険性との関係に限定された。

即ち、裁判所から、地震による倒壊の危険性との関係で、専門委員を呼んで意見を聴くための手続を行なうとされ、その準備の後、平成二一年九月二九日に開かれた第五回期日において、専門委員から意見を聞く手続きが行なわれた。

専門委員（宮崎大学の准教授）の意見は、「少なく見積もっても過去七三〇〇年間は地盤の変動はないものと判断される」というもので、「危険は全くない」という判断（断定）であったが、控訴人が提出していた国土研の意見とは全く異なるものであり、しかも、霧島周辺の地層図と現場付近の地層を見ただけでの判断（断定）であった。

そこで、同年一二月二日に指定された第六回期日までに、右専門委員が提出した意見書を国土研に送付し、反論の意見書を書いて頂き、それを書証として提出し、その後、控訴人、被控訴人双方が最終準備書面を提出して、結審した。

判決（平成二二年三月二六日）

ア　主文

本件控訴を棄却する（原告敗訴の結論）。

イ　控訴審判決の判断内容

(ア)　電磁波の問題について

控訴審判決も、控訴人が提出した文献（書証）の証拠価値をことごとく否定した上で、「電磁波被曝の規制値として、ＩＣＮＩＲＰガイドライン及びこれと基本的に共通する法基準値（電波防護指針値）が不当であるとはいえないから、法基準値を大幅に下回る強度の本件鉄塔設備から発射される電磁波により、付近住民に健康被害が生じる具体的な危険性があると認めることはできない」と認定して、控訴人の請求を退けた。

(イ)　倒壊の危険性について

この争点に関しても、控訴審判決は控訴人が提出した文献（書証）の証拠価値をことごとく否定して、倒壊の危険性は認められないと認定した。

(5)　最高裁への上告受理申立（不受理）

その後、控訴人の意思を確認し、平成二二年四月一二日、最高裁へ上告受理申し立てを行なったが、同年一〇月一四日、最高裁は、「本件を上告審として受理しない」という決定を下した。

第八章　延岡訴訟について

弁護士　亀井正照

延岡の住民との出会い

これまでの携帯電話基地局撤去を求める裁判では、住民に健康被害発生のおそれがあることを訴え、受忍限度を超えているものと主張してきたが、住民らの主張は裁判所によって排斥されてきた。裁判所は、各種の電磁波による生体影響や人の健康被害を示す論文や報告を証拠として提出しても、健康被害発生のおそれがあることについて高度の蓋然性があるとまでの立証はない、として住民らの主張を認めてこなかった。

そのような中、二〇〇八年一二月二四日、翌年四月二日と大分の電磁波問題に関わってきた弁護団のメンバーは、延岡の住民たちの健康被害の訴えを聴く機会を持つことができた。その内容は具体的かつ迫真的であり、携帯電話基地局から放射される電磁波の危険性を肌で感じることになった。さらに、同年八月六日、弁護士有志を募り、延岡に現地入りし、健康被害の実情を詳細に聴き取りをした。

夫婦間で、一方が耳鳴りを訴えても、他方が基地局の見えることによる気のせいだ！（あたかも被告企業の反論のように）として当初は取り合わなかったけれども、実際に自分にまで耳鳴りが発生するに及んで、夫婦間でも相手の思いがようやくわかったという事例、病気治療のための入院中は耳鳴りが止んでいたのに、退院して自宅に戻ると耳鳴りが再発した事例、電磁波の強くないところを探して、夜中でも山中まで逃避する生活を余儀なくされた事例など、到底、気のせい、では済まされない被害の訴えが次々と出されていた。

延岡裁判で一番に訴えること

延岡の住民らは反対署名を集め、市にも要請し（そのことは健康調査に結実する）、熊本にある九州総合通信局にまで要請に行き、ＫＤＤＩにも手を尽くして要請し、オーナーにも要請するなど、あらゆる手を尽くしていたけれども、万策尽きて、提訴するしかないという状況にまで追いつめられていた。そもそも、自分たちの地域社会のことを自分たちで決めることができない社会が、本当に民主主義社会といえるのかという根本的疑問を感じさせることでもあった。

弁護団で議論を積み重ねて、裁判の方針として、従来の裁判での闘い方のように健康被害に関する学術論文を軸に主張するだけでなく、健康被害の実態を訴えることを中心軸に据えることにした。従来の裁判での闘い方のように健康被害の発生するおそれの有無という次元ではなく、健康被害が現実に発生しているという次元で携帯電話基地局操業中止を求めることとして、二〇〇九年一二月一六日提訴したのである。

提訴時の状況

これまでの裁判では、被告企業側は、大旨、健康被害の発生のおそれについて書証を提出するけれども、自ら専門家証人を申請することはあまりない、という対応であった。熱心に正面から争ってくる、という対応とは言い難かった。それは、被告企業として電磁波の危険性についてあまり報道されていないし、基地局撤去の判断がされることはあり得ないだろうと考えていたことによる対応であろうと想像される。

しかし、延岡裁判を起こした時点では、フランスで携帯電話基地局撤去が高裁レベルでも認められており、被告企業の考えが世界の常識ではない時代に突入しつつあったにもかかわらず、被告企業側は旧態依然とした対応のまま推移することになった。

そして、提訴後のことではあるが、二〇一一年三月一一日、東日本大震災に起因した福島第一原発での事故という未曾有の人災を前に、旧来の原発訴訟での裁判所の判断が改めて問い直される時代になり、そのような時代状況の中で、延岡訴訟は具体的立証活動に突入していくことになったのである。

三・一一という新しい時代状況の中で、住民らによる電磁波による健康被害の訴えに、裁判所がどう応えるのか、延岡裁判は非常に注目されるべき状況になっていた。

延岡裁判の一審判決について

本原稿を脱稿後の平成二四年一〇月一七日、延岡裁判の一審で判決言い渡しがされた。結論は、原告等の請求を棄却する、というものであった。

裁判では、原告及び周辺住民の健康被害を中心に被害立証に努めてきたわけだが、その成果は、裁判所も基地局周辺住民の基地局稼働後の健康被害の発生自体は認めた点に現われている。しかし、裁判上による認定でも欧州評議会議員会議（ＰＡＣＥ）の勧告値の四四倍もの数値が延岡で計測されていながら、また、環境医学の分野で先進的な研究をしてきた学者の知見が裁判所に出されていながら、裁判所は因果関係を認める判断をしなかった。しかも、健康被害が思い込みや心理的なものによる可能性を指摘するだけで、具体的証拠もなく、因果関係を排斥した裁判所の姿勢は、容認するわけにはいかなかった。そこで、現在、裁判は控訴審に移行することになっている。

あとがきに代えて

弁護士　徳田靖之

一　本書は、九州各地において、携帯電話中継塔の撤去を求めて提起された八つの裁判の経過とその特徴並びにその到達点と今後の課題を明らかにするために、裁判を担当した弁護士らによる報告と当事者の思いとをまとめたものである。

二　電磁波による健康被害の問題ほど、EUを中心とするヨーロッパと日本における認識の違いの著しいものはない。本文中にも詳細に紹介されているとおり、既に二〇〇〇年六月には、「携帯電話基地局の健康被害に関するザルツブルグ国際会議」が開催され、世界各地から多数の研究者が参加して、脳腫瘍をはじめ多くの健康被害の発生の危険性が指摘されたうえで、予防原則が考慮されるべきことが明らかにされている。しかしながら、それから一三年を経て、日本では、今や小型コンピュータ化した新世代スマートフォンをはじめとする携帯電話の普及によって、全国至る所に中継塔の設置が相次いでいる有様で、その健康被害が省みられることは稀である。

私には、こうした相違をもたらした要因を分析する力量はないが、「中継塔」裁判に参加した中で実感したのは、日本における「中継塔」問題に関する学者・研究者の無関心とマスコミの冷淡な報道姿勢、そして裁判所の臆病としか言いようがない消極的な態度である。

端的に申し上げて、電磁波による健康被害について研究者として警告を発し続けているのは、「中継塔」裁判に終始住民側の証人として参加された荻野晃也先生の外には、津田敏秀、坂部貢、本堂毅、宮田幹夫、新城哲治各先生らを数えるにすぎない。

また、「中継塔」裁判をめぐる大手マスコミの報道姿勢の貧弱さは目を覆うばかりであり、特にテレビのいわゆるキー局が電磁波問題を取り上げることは皆無だと言ってよい。

こうした「現象」は、私には原発問題と全く同一であるとしか思えないのだ。ドコモ、ＫＤＤＩ、ソフトバンク、いずれも巨大企業であり、その吐き出す研究費や広告料という名の睡眠導入剤が劇的な効き目を発揮していると断定してしまうのは、根拠のない憶測にすぎないということになるのだろうか。

そして、「中継塔」裁判における、これまでの裁判所の判断は、電磁波による健康被害発生のおそれの有無についての判断を回避し、未だ科学的な結論は出ていないとして、事業者側の主張を丸呑みし、操業差し止めを認めることを拒み続けてきたのである。

しかし今、東京電力福島第一原子力発電所の惨事を目の当たりにして、私たちは、学者・研究者、マスコミ、裁判所が三位一体となって喧伝してきた「原発安全神話」が音を立てて崩壊した様を、携帯電話「中継塔」による健康被害の問題に重ね合わせてみる緊急の必要性に迫られているのではないだろうか。

三　「中継塔」をめぐる住民運動は、九州だけでなく、全国各地で行なわれている。それにもかかわらず、九州に裁判が集中しているのには、大きな理由がある。

水俣病問題とその訴訟という苦難と苦闘の歴史の存在である。

いわゆる環境訴訟は、日本における公害問題の原因解明と被害の回復に歴史的な役割を果たしてきた。

しかしながら、損害賠償請求という形式で行なわれた裁判においては、事後的な金銭による賠償という限界を超えることはできなかったことも事実である。

失われた生命や深刻な健康被害によって奪われた人生は、如何なる意味においても金銭によって償われることはない。

水俣病訴訟をはじめとする環境公害訴訟に取り組んできた当事者や弁護士らは、このことをそれこそ臍《ほぞ》を噛む思いで認識させられてきた。

今、世界が、公害環境問題に限らず薬害をはじめとする生命・健康の問題について「予防原則」の適用による被害の事前差し止めという考え方に着目しているのは、まさしくそのためである。

九州における「中継塔」裁判をリードしているのは、水俣病訴訟の弁護団の中核を担った弁護士であり、薬害訴訟の経験者らである。

その意味で、「中継塔」の裁判は、日本において、裁判所に「予防原則」による事前差し止めを認めさせる最初の裁判という課題を背負っていると言っても過言ではない。

四　「中継塔」裁判は、今新たな局面を迎えつつある。

本書において報告された八つの裁判の内、その先駆けとなった熊本・福岡・鹿児島三県における裁判は、主として「中継塔」から放出される電磁波による健康被害の発生のおそれを理由に中継塔の操業停止を求めたものである。

また、大分県別府市における二つの裁判は、これに付加して「予防原則」による操業の事前差し止めを求めたものである。

これらの裁判に比して、最も新しく提起された宮崎県延岡市の大貫裁判は、本書に紹介されたとおり、電磁波による健康被害が現に中継塔周辺住民に大量に発生しているという事実に基づいて、操業停止を求めているという点にその特徴がある。

その意味で、この大貫裁判は、日本においても既に電磁波による深刻な健康被害が現に発生しているという段階に至ったという深刻な事実を明らかにしたということになる。

つまり、大貫訴訟では、住民らが訴える健康被害が現に存在しているのかどうかということが最大の争点となったのである。

二〇一二年一〇月一七日に言い渡された判決は、本書でも報告されているとおり、こうした「被害」の存在を事実として認めたうえで、これらの症状が中継塔から放出される電磁波によるものとは言い切れないとして、

① 国際的にも国内的にも電磁波による健康被害が生じることについての科学的な結論は出ていないこと

② 住民らの「症状」は、電磁波による健康被害についての「意識過剰」等から生じた思い込みやノセボ効果による可能性を否定できないこと等を理由に操業の差し止めを認めなかった。

しかしながら、原告ら住民の訴える、様々の「症状」の存在を認めたということは、日本における電磁波問題に決定的な転機をもたらすことになるのは確実である。

何故なら、こうした判断は、日本における電磁波による健康被害の問題が、「発生のおそれ」の有無の問題から「発生している」かどうかの問題へと転化したことを裁判所が認めたということを意味するからである。

「症状」の存在を認めれば、残る問題は、その原因の解明ということに尽きることになる。

周辺の住民の大多数に生じているこうした「症状」の要因を集団心理的なバイアスによって説明することは不可能であり、流れが大きく住民側に傾くに至ったことは、何人も否定できないところである。

五　本書は、健康への不安という住民としての素朴な感情から出発した勇気ある人々のひたむきなたたかいとその連鎖の歴史を詳《つまび》らかにしたものである。

本書が、電磁波による健康被害という、これからの日本にとって避けて通ることの許されない切実な国民的課題の解決に向けての一助となることを願ってやまない。

資料

九州中継塔裁判の提訴日・判決日一覧

裁判名	原告・申立人	相手方	提訴日・申立日	一審判決日	二審判決日	三審決定日
熊本市沼山津	住民	KDDI	1997/8/22	1998/5/11	1999/3/31	1999/9/20
	住民	**KDDI**	**1999/4/22**	**2004/6/25**	**2008/10/29**	**2009/3/27**
熊本市御領	住民	KDDI	1998/6/3	1999/1/14	1999/9/30	1999/12/13
	KDDI	住民	1999/2/12	申し立てを取り消す		
	住民	**KDDI**	**1999/12/20**	**2004/6/25**	**2009/9/14**	**2010/3/23**
久留米市三潴	ドコモ	住民	2001/12/21	2002/6/20	—	
	住民	**ドコモ**	**2002/6/21**	**2006/2/24**	**2009/9/14**	**2010/4/13**
熊本市楡木	ドコモ	住民	2002/1/22	2002/3/13	—	
	住民	**KDDI**	**2002/7/1**	**2007/6/25**	**2009/9/8**	**二審で終結**
別府市春木	住民	ドコモ	2002/4/26	2003/2/18	抗告せず終結	
福岡市美和台	住民	ドコモ	2005/2/18	申し立て理由消滅により終了		
別府市荘園	**住民**	**ドコモ**	**2005/2/25**	**2009/2/2**	**2010/3/24**	**二審で終結**
霧島市	住民	ドコモ	2005/1/27	2005/2/23	—	
	住民	**ドコモ**	**2005/7/27**	**2008/9/18**	**2010/3/26**	**2010/10/14**
延岡市大貫	**住民**	**KDDI**	**2009/12/18**	**2012/10/17**	控訴して現在審理中	

注：太字は本訴、その他は仮処分　　2013年1月20日現在

携帯電話基地局訴訟事件一覧

■熊本市沼山津《ぬやまづ》事件

平成九年（ヨ）第一八六号　鉄塔工事禁止仮処分申立事件

・当事者　債権者　沼山津住民六二人
　　　　　債務者　九州セルラー電話株式会社
・決定言渡日：平成一〇年五月一一日
・熊本地方裁判所民事第二部
裁判長裁判官　有吉一郎　　裁判官　小田幸生　　裁判官　金田洋一

平成一〇年（ラ）第一五七号　鉄塔工事禁止仮処分申立即時抗告事件
（熊本地方裁判所平成九年（ヨ）第一八六号鉄塔工事禁止仮処分申立事件）

・当事者　抗告人（債権者）　沼山津住民六二人
　　　　　相手方（債務者）　九州セルラー電話株式会社
・決定言渡日：平成一一年三月三一日
・福岡高等裁判所第五民事部
裁判長裁判官　小長光馨一　　裁判官　小山邦和　　裁判官　石川恭司

平成一一年（ワ）第四七六号　鉄塔工事禁止請求事件

・当事者　原告　沼山津住民一〇人
　　　　　被告　ＫＤＤＩ株式会社
・判決言渡日：平成一六年六月二五日
・熊本地方裁判所民事第二部
　裁判長裁判官　田中哲郎　　裁判官　中島栄　　裁判官　堀部麻記子

平成一六年（ネ）第六九〇号　鉄塔工事禁止請求控訴事件

（原審・熊本地方裁判所平成一一年（ワ）第四七六号）
・当事者　控訴人　　沼山津住民七人
　　　　　被控訴人　ＫＤＤＩ株式会社
・判決言渡日：平成二〇年一〇月二九日
・福岡高等裁判所第四民事部
　裁判長裁判官　牧弘二　　裁判官　川久保政徳　　裁判官　増田隆久

■熊本市御領《ごりょう》事件

平成一〇年（ヨ）第一二九号　鉄塔建築禁止仮処分申立事件

・当事者　債権者　御領住民五一人
　　　　　債務者　九州セルラー電話株式会社

・決定言渡日：平成一一年一月一四日
・熊本地方裁判所民事第四部
裁判長裁判官　髙野裕　裁判官　波多江真史　裁判官　伊藤正晴

平成一一年（ラ）第二九号　鉄塔建築禁止仮処分申立即時抗告事件
（原審・熊本地方裁判所平成一〇年（ヨ）第一二九号）
・当事者　抗告人（債権者）　御領住民五一人
　相手方（債務者）　九州セルラー電話株式会社
・決定言渡日：平成一一年九月二八日
・福岡高等裁判所第一民事部
裁判長裁判官　川本隆　裁判官　兒嶋雅昭　裁判官　下野恭裕

平成一一年（ワ）第一四四四号、同一二年（ワ）等一二六号、第三三一号、第八八九号、同一三年（ワ）第五〇三号　鉄塔撤去請求事件
・当事者　原告　御領住民二一六人
　被告　ＫＤＤＩ株式会社
・判決言渡日：平成一六年六月二五日
・熊本地方裁判所民事第二部
裁判長裁判官　田中哲郎　裁判官　中島栄　裁判官　堀部麻記子

平成一六年（ネ）第六九七号　鉄塔撤去請求控訴事件

・当事者　控訴人　御領住民一九七人
　　　　被控訴人　ＫＤＤＩ株式会社
・判決言渡日：平成二一年九月一四日
・福岡高等裁判所
裁判長裁判官　山口幸雄　裁判官　伊藤由紀子　裁判官　桂木正樹

■大分県別府市春木《はるき》事件

平成一四年（ヨ）第六二号　建設及び操業禁止仮処分申立事件
・当事者　債権者　春木住民二八人
　　　　債務者　株式会社エヌ・ティ・ティ・ドコモ九州
・決定言渡日：平成一五年二月一八日
・大分地方裁判所民事第一部
裁判長裁判官　須田啓之　裁判官　細野高広　裁判官　宮本博文

■福岡県久留米市三潴《みづま》事件

平成一三年（ヨ）第九七号　工事妨害禁止仮処分命令申立事件
・当事者　債権者　株式会社エヌ・ティ・ティ・ドコモ九州
　　　　債務者　三潴住民七人
・決定言渡日：平成一四年三月八日

・福岡地方裁判所久留米支部　裁判官　三井教匡

平成一四年（ヨ）第二二号　建設工事・操業禁止仮処分申立事件

・当事者　債権者　三潴住民一七人
　　　　　債務者　株式会社エヌ・ティ・ティ・ドコモ九州
・決定言渡日：平成一四年六月二〇日
・福岡地方裁判所久留米支部
　裁判長裁判官　小山邦和　裁判官　小野寺裕子　裁判官　三井匡教

平成一四年（ワ）第一八四号　携帯電話基地局操業差止等請求事件

・当事者　原告　三潴住民一七人
　　　　　被告　株式会社エヌ・ティ・ティ・ドコモ九州
・判決言渡日：平成一八年二月二四日
・福岡地方裁判所久留米支部
　裁判長裁判官　田中哲郎　裁判官　佐々木信俊　裁判官　増尾崇

平成一八年（ネ）第二四八号　携帯電話基地局操業差止等請求控訴事件

（原審・福岡地方裁判所久留米支部平成一四年（ワ）第一八四号）

・当事者　控訴人　三潴住民一四人
　　　　　被控訴人　株式会社エヌ・ティ・ティ・ドコモ
・判決言渡日：平成二一年九月一四日

・福岡高等裁判所第五民事部
裁判長裁判官　山口幸雄　　裁判官　伊藤由紀子　　裁判官　桂木正樹

■熊本市楡木《にれのき》事件

平成一三年（ヨ）第二五〇号　工事妨害禁止仮処分申立事件
・当事者　債権者　株式会社エヌ・ティ・ティ・ドコモ九州
　　　　　債務者　楡木住民四人
・決定言渡日：平成一四年三月一三日
・熊本地方裁判所民事第一部　裁判官　篠原淳一

平成一四年（ワ）第八二一号　構築物建設操業差止請求事件
・当事者　原告　楡木住民六人
　　　　　被告　株式会社エヌ・ティ・ティ・ドコモ九州
・判決言渡日：平成一九年六月二五日
・熊本地方裁判所民事第三部
裁判長裁判官　石井浩　　裁判官　富張邦夫　　裁判官　高田美紗子

平成一九年（ネ）第六〇五号　構築物建設操業差止請求控訴事件
・当事者　控訴人　楡木住民五人
　　　　　被控訴人　株式会社エヌ・ティ・ティ・ドコモ

・判決言渡日：平成二一年九月八日
・福岡高等裁判所第三民事部
裁判長裁判官　西理　裁判官　鈴木博　裁判官　堂薗幹一郎

■大分県別府市荘園《そうえん》事件

平成一七年（ワ）第六四号　携帯電話基地局操業差止請求事件
・当事者　原告　荘園住民二〇人
　　　　　被告　株式会社エヌ・ティ・ティ・ドコモ
・判決言渡日：平成二一年二月二日
・大分地方裁判所
裁判長裁判官　一志泰滋　裁判官　神野泰一　裁判官　児玉禎治

平成二一年（ネ）第二一九号　携帯電話基地局操業差止請求控訴事件
（原審・大分地方裁判所平成一七年（ワ）第六四号）
・当事者　控訴人　荘園住民二〇人
　　　　　被控訴人　株式会社エヌ・ティ・ティ・ドコモ
・判決言渡日：平成二二年三月二四日
・福岡高等裁判所第二民事部
裁判長裁判官　森野俊彦　裁判官　小野寺優子　裁判官　瀬戸さやか

■鹿児島県霧島市霧島《きりしま》事件

平成一七年（ワ）第五七五号　妨害物排除請求事件

・当事者　原告　住民一人
　　　　　被告　株式会社エヌ・ティ・ティ・ドコモ
・判決言渡日：平成二〇年九月一七日
・鹿児島地方裁判所民事第二部
　裁判長裁判官　小田幸生　　裁判官　秋本昌彦　　裁判官　渡邉春佳

平成二〇年（ネ）第二〇二号　妨害物排除請求控訴事件
（原審・鹿児島地方裁判所平成一七年（ワ）第五七五号）

・当事者　控訴人　住民一人
　　　　　被控訴人　株式会社エヌ・ティ・ティ・ドコモ
・判決言渡日：平成二二年三月二六日
・福岡高等裁判所宮崎支部
　裁判長裁判官　横山秀憲　　裁判官　川﨑聡子　　裁判官　山口和宏

各訴訟の住民側代理人弁護士一覧

訴訟名	住民側代理人弁護士
沼山津訴訟	三籐省三
御領訴訟	板井優　三角恒　寺内大介 （後藤隆信　馬奈木昭雄　高峰真）
春木訴訟	徳田靖之　岡村正淳　古田邦夫　中村多美子　田中利武　柴田圭一　安東正美 佐川京子　河野聡　後藤尚三
三潴訴訟	馬奈木昭雄　高橋謙一　紫藤拓也　高峰真　板井優　寺内大介　三角恒　森徳和 （市橋康之　原啓章　中村多美子）
楡木訴訟	森徳和　原啓章　板井優　寺内大介　三角恒　馬奈木昭雄　高橋謙一　徳田靖之 中村多美子
荘園訴訟	徳田靖之　河野善一郎　岡村正淳　柴田圭一　安東正美　古田邦夫　河野聡 亀井正照　後藤尚三　渡辺耕太　清水立茂　中村多美子　中山知康　田中利武　松尾康利 野尻昌　宏森脇宏　深田茂人　高峰真　（佐々木淳夫）
霧島訴訟	白鳥努（中村多美子）

注１：複数の裁判がある場合はすべて加えた
注２：（　）内は復代理人

九州／中継塔裁判のあゆみ（年表）（一九九六年〜二〇一〇年）

【年表について】　この年表では、裁判を起こした主体の住民運動、裁判の主要な経緯、その背景の動きについて表示した。

住民運動には、九州で起こった基地局問題での住民運動の中で裁判に関連するものを掲載し、九州ネットワークの運動の主要なものを含めた。また、背景の動きには、基地局裁判に影響を与えた電磁波リスク研究の進展、国内外の動きなどのうち、主要と思われるものを掲載した。

この年表には、熊本市沼山津及び御領裁判の始まりから、霧島裁判の終結までを記録した。この時点で新たに始まった延岡大貫裁判については、現在審理が進行中であるので、提訴段階までを掲載した。

■一九九六年（平成八年）

5月　WHO、電磁波の健康影響への懸念から「国際電磁界プロジェクト」を設置
8月13日　日本政府、七省庁で「電磁界関係省庁担当者連絡会議」を発足
8月21日　熊本市新大江（しんおおえ）、セルラーの基地局建設説明会に一〇〇名／反対期成会発足
9月6日　熊本市沼山津（ぬやまづ）、予定地周辺八軒に基地局建設の工事挨拶
11月13日　熊本県菊陽（きくよう）町議会、セルラー基地局建設反対の請願を採択
11月16日　沼山津、セルラーの説明会が開かれ、住民が建設反対の意思表示

11月17日　熊本市御領（ごりょう）、セルラーの説明会では質問に答えず、主に工事通告
11月18日　御領、住民は市長に建設反対陳情／虚偽報告で建築確認申請が判明
11月30日　新大江、熊本県立劇場で荻野晃也講演会を開催／三五〇人参加
12月2日　御領、住民が「託麻（たくま）の環境を守る会」を発足させ反対運動を開始
12月24日　菊陽町議会、特別委員会を設置し、また、県への移転指導を求める意見書を採択

■一九九七年（平成九年）

1月19日　沼山津、町内自治会の臨時総会でセルラー基地局の建設反対を決める
1月27日　熊本県山鹿（やまが）市議会、セルラー基地局建設反対の請願が満場一致採択
2月24日　沼山津、「セルラー鉄塔建設反対期成会」が発足
3月4日　御領、町内九割の反対署名携え市長・市議会に建設反対での仲介を陳情
4月24日　郵政省、電気通信技術審議会が「電波防護指針」（諮問第八九号）を答申
5月11日　熊本市近郊四地区住民、約二四〇人がセルラー鉄塔建設反対で市中心街パレード
7月15日　沼山津、住民の要請で三藤弁護士・他一名がセルラー本社へ移転候補地を提示し交渉
8月22日　沼山津、セルラーの基地局工事差し止め求め熊本地裁に仮処分申し立て
8月31日　御領、調停申し立てを前に総決起集会、四〇〇人集まり御領町内をデモ行進
8月31日　沼山津、セルラー鉄塔反対、仮処分の勝利めざし住民集会開催／四〇〇人参加
9月1日　御領、四八〇名で熊本簡易裁判所にセルラー工事の移転求め調停申し立て
10月13日　総務省、電波の生体安全性評価に「生体電磁環境研究推進委員会」を設置
10月28日　沼山津、仮処分の審尋が熊本地裁で始まる

11月20日　御領、第一回調停が始まる／以降、第三回まで開かれるが調停は不調で終了

■一九九八年（平成一〇年）

1月25日　ウィングスプレッド会議で「予防原則」の宣言を採択
5月　WHO、ファクトシート「国際電磁界プロジェクト」（No.一八一）を発表
5月11日　沼山津、仮処分申し立てを熊本地裁が却下、住民は即時抗告
5月23日　沼山津、原告側の要請で国土問題研究会の志岐常正先生が現地調査
5月24日　熊本市近郊四地区住民、約三〇〇人がセルラー鉄塔建設反対で市中心街パレード
6月1日　御領、セルラーの強行工事に抗議して住民が座り込み開始／以降十月まで継続
6月3日　御領、セルラーの工事差し止めを求めて熊本地裁に仮処分申し立て
6月7日　沼山津、工事着工に住民集会開催、三〇〇名集まり町内パレード／監視活動開始
6月15日　熊本地裁、セルラーに御領での工事自粛を要請／セルラー応じず
6月22日　御領、仮処分の審尋が熊本地裁で始まる／地裁門前で一〇〇人集会開催
7月28日　沼山津、仮処分の抗告審の審尋が福岡高裁で始まる
9月29日　総務省、「携帯電話の短期曝露では脳（血液―脳関門）に障害を与えず」と発表
9月29日　御領、早朝五時にセルラーが杭打ち機の強行搬入／住民泊り込みも開始
10月5日　御領、セルラー側が工事一時中断を表明／住民は座り込みを解除

■一九九九年（平成一一年）

九州／中継塔裁判のあゆみ（年表）（一九九六年～二〇一〇年）

1月14日　御領、仮処分申し立てが熊本地裁で却下／住民は即時抗告
2月1日　御領、セルラーが大勢のガードマンを導入し暴力的に工事再開／住民は座り込みを再開
2月12日　御領、セルラーから工事妨害禁止で熊本地裁に訴えられる
2月25日　御領、仮処分の抗告審の審尋が福岡高裁で始まる
3月9日　御領、工事現場隣で住民側の地質調査ボーリングを開始
3月31日　沼山津、福岡高裁が住民の抗告を棄却／住民は特別抗告
4月9日　御領、陳情団が上京、セルラーの横暴に対する行政指導を郵政大臣に要請
4月22日　沼山津、セルラーの鉄塔工事の禁止を求め熊本地裁に提訴
5月22日　沼山津、工事現場近くで「セルラー鉄塔反対」のアドバルーンを上げる／全工事期間
5月27日　御領・沼山津、福岡のセルラー本社へ抗議行動／福岡駅前チラシ配布
6月1日　御領、セルラーが工事妨害禁止申し立てを取り下げ
6月5日　RKKのテレビ番組「ビバ！」で御領・沼山津の鉄塔問題を報道
6月8日　沼山津、早朝五時にセルラーが杭打ち機搬入／阻止行動で住民に怪我人
6月18日　沼山津、熊本地裁で口頭弁論が始まる
6月26日　沼山津、工事現場に隣接して監視塔設置／その後セルラーはブルーシート張り巡らす
6月30日　御領・沼山津、福岡のセルラー本社への抗議行動／福岡駅前チラシ配布
7月12日　御領、上京団を派遣し郵政省交渉、国会前宣伝を実施
7月22日　NHKテレビ（BS）、イギリスBBC制作の「携帯電話は安全か」を放映
8月27日　福岡県三潴（みづま）、空地の草木伐採中の関係者よりドコモ基地局建設発覚
9月2日　総務省、「熱作用を及ぼさない電波の強さでは脳（血液―脳関門）に障害を与えず」と発表
9月3日　三潴、第一回ドコモの説明会が開かれる

9月7日　沼山津、早朝五時セルラーが資材搬入、住民が阻止／二四時間の監視体制開始
9月8日　三潴、「ドコモ基地局移転要望の会」を結成し、要求行動を開始
9月20日　沼山津、最高裁が住民の特別抗告を棄却
9月30日　御領、福岡高裁が住民の抗告を棄却／住民は特別抗告
10月1日　御領、セルラーが鉄塔の組み立てを行なうのを阻止するための監視活動を開始
11月10日　沼山津、セルラーは大勢のガードマンに守られ鉄塔組み立てを完了
12月6日　熊本市楡木（にれのき）、ドコモ四〇m範囲住民訪問／住民、説明会の開催を要求
12月9日　御領、セルラーは大勢のガードマンに守られ二日間で鉄塔組み立てを完了
12月12日　三潴、三潴中央公民館に荻野晃也先生招き講演会開催／二〇〇人参加
12月13日　御領、最高裁が住民の特別抗告を棄却
12月20日　三潴町議会、住民の移転要望の請願書を全員一致で採択
12月20日　御領、セルラー鉄塔の撤去を求め熊本地裁に提訴

■二〇〇〇年（平成一二年）

1月17日　沼山津裁判、第五回口頭弁論が開かれる／年内に第一一回まで開廷
2月　欧州委員会（EC）、リスク評価に「予防原則」を採択する声明を発表
2月1日　スイス政府、予防原則の考えから高周波の基準値を四V／m（四・二μW／㎠）に定める
2月9日　御領裁判、熊本地裁で口頭弁論始まる／年内に第六回まで開廷
3月　WHO、電磁界の潜在的な健康リスク評価について、背景説明「用心政策」を発表
5月10日　菊陽町新町、突然鉄塔組み立てが始まって住民がドコモ基地局建設を知る

5月11日　英国、専門家チームが「子どもの携帯電話使用は控えるべき」とする報告を政府に勧告
5月14日　菊陽町新町、ドコモの説明会が開かれるが、質問に答えぬ横柄な態度に紛糾
6月　WHO、ファクトシート「携帯電話とその無線基地局」（No.一九三）を発表
6月7日　オーストラリア、ザルツブルグ州主催で携帯基地局問題の国際会議を開催
6月14日　菊陽町議会、住民のドコモ基地局問題の請願を採択、議長名で意見書送付
7月5日　菊陽町新町、九州電気通信監理局の電波発信認可問題で抗議交渉
7月5日　楡木、ドコモが既に建築確認を取得していること判明／「住民に説明済み」と虚偽の報告
7月14日　楡木、有志で自治会役員とも協議／「鉄塔建設問題を考える会」（準備会）発足
7月17日　菊陽町新町、九州電気通信監理局が人数制限など住民敵視姿勢を示したことで紛糾
8月10日　楡木、正式に「携帯電話中継鉄塔建設に反対する会」発足
8月28日　楡木、熊本市長・市議会へ陳情／建築確認の取り消しを要求
10月26日　楡木、市の指導で第一回ドコモ折衝／代替地への移転を要望
11月17日　三潴、第五回話し合いでドコモ側は五〇〇万円補償を要求／住民側は移転候補地を提案
11月26日　菊陽町に荻野先生招き「講演と交流の集い」開催、九州ネットワークを一六団体で結成

■二〇〇一年（平成一三年）

1月18日　楡木、第二回ドコモ折衝／移転先を探すよう要求
1月24日　九州ネットワークの二四人、福岡市のエーユー九州支社と九州ドコモ本社に要求行動
1月30日　総務省、「生体電磁環境研究推進委員会」中間報告を発表
2月　イタリア政府は予防原則の考えから高周波の基準値を六V／m（一〇μW／cm²）に定めた

2月5日　御領裁判、第七回口頭弁論が開かれる／年内に第一二回まで開廷
2月8日　楡木、第三回ドコモ折衝／「適地がない」と折衝を打ち切られる
2月19日　楡木、熊本市に対し、ドコモに説明会を開かせるよう指導を要請
2月19日　楡木、九州総合通信局交渉／ドコモに説明会開催について指導を要請
3月9日　沼山津裁判、第一二回口頭弁論が開かれる／年内に第一七回まで開廷
3月9日　九州ネットワークの三県六〇人、総務大臣への要請書を持って九州総合通信局交渉
3月18日　楡木、第一回ドコモの住民説明会／住民の質問にドコモはまともに回答せず
3月22日　三潴、ドコモが「町議会は民事介入」「損害賠償の請求も」など脅していたこと判明
3月26日　三潴、町議会全員協議会で「鉄塔問題はこれまで」と議長権限で打ち切られる
4月16日　三潴、九州総合通信局に交渉し、「話し合い継続への指導」を要請
4月23日　三潴、ドコモが九州総合通信局公共課長宛に「行政の民事介入」と脅し文書を送付
4月25日　三潴、住民は国会議員を通じ総務大臣にドコモ九州への「毅然たる対応」を要請
5月1日　本年度のノーモアミナマタ公害環境賞に九州ネットワークが選ばれ、受賞
5月7日　三潴、九州総合通信局公共課長より「ドコモが話し合いに応じる」と連絡くる
5月13日　楡木、第二回ドコモの住民説明会／質問にまともに答えず工事着工発言で紛糾
5月14日　三潴、ドコモが三〇人余の作業員等で工事強行／その上で三条件を提示
5月20日　楡木、緊急住民集会で強行工事に反対決議採択／一〇〇人で建設予定地までパレード
5月20日　三潴、住民は三条件を受け入れて話合い（第九回）再開／ドコモ、条件の内容を提示
6月　国際がん研究機関（ＩＡＲＣ）は極低周波の発がんリスクを「可能性あり：二Ｂ」に判定
6月16日　ガウスネット全国大会、熊本市で開催（〜一七日）
7月23日　九州総合通信局公共課長に総務省情報通信審議会係長が赴任／ネットワーク初交渉

7月27日　御領裁判、第一〇回口頭弁論で松本幡郎・村田重之両証人の尋問／七〇人傍聴
8月24日　楡木、第四回ドコモの住民説明会／説明会打ち切りと工事再開が告げられる
9月2日　楡木、ドコモの工事強行に反対する住民集会／六〇人余参加
9月4日　楡木、ドコモが工事着工を強行／住民が抗議行動、監視活動を開始
10月　WHO、ファクトシート「超低周波電磁波とがん」（No.二六三）を発表
10月15日　沼山津裁判、第一六回口頭弁論で志岐常正証人の主尋問が行なわれる／六〇人傍聴
11月5日　三潴、第一七回話し合いの席上、ドコモから一方的に話し合いの打ち切りと工事着工宣言
11月7日　楡木、ドコモが工事再開、三〇人の作業員・カメラマン等を引き連れ住民を撮影
11月8日　楡木、住民はドコモに公開討論会の開催を要求／熊本市記者クラブで要求内容を発表
11月12日　沼山津裁判、第一七回口頭弁論で志岐証人への反対尋問が行なわれる／三〇人傍聴
11月21日　三潴、ドコモが工事再開、三〇人の作業員・カメラマン等を引き連れ住民を撮影
12月21日　三潴、ドコモが住民七人を工事妨害禁止仮処分で福岡地裁久留米支部に訴えていた
12月26日　三潴、福岡地裁久留米支部から住民七人に「一月九日出頭せよ」との命令書が届く
12月27日　三潴、裁判所から住民にドコモの「工事妨害禁止仮処分申立書」一式が届く

■二〇〇二年（平成一四年）

1月21日　沼山津裁判、第一八回口頭弁論で奥西一夫証人の主尋問が行なわれる
1月22日　楡木、ドコモが住民四人を工事妨害禁止仮処分で熊本地裁に訴えていた
1月27日　楡木、西公園でドコモの行為への抗議集会開かれ、六〇名が参加し町内一巡行動
2月4日　三潴、福岡地裁久留米支部で住民の工事妨害裁判が始まる／五〇人参加

2月6日　九州総合通信局交渉、ドコモの三潴・楡木へのやり方を報告し対応を要請
2月16日　衆議院の小沢和秋議員（比例・福岡）が三潴地区と楡木地区の現地を視察
2月20日　楡木、熊本地裁で住民の工事妨害裁判が始まる
3月4日　熊本県より「携帯電話三業者に申し入れ」の内容について報告を受ける
3月8日　三潴、福岡地裁久留米支部から住民に工事妨害禁止命令が出る
3月9日　三潴・楡木、両地区支援の荻野講演会、三潴一〇〇人／楡木八〇人
3月13日　楡木、熊本地裁から住民に工事妨害禁止命令が出る
3月14日　小沢和秋・赤嶺政賢衆議院議員が携帯電話中継鉄塔建設紛争問題で質問主意書を提出
3月16日　別府市春木（はるき）、ドコモの説明会が開かれ一五〇人が参加
3月19日　春木、ドコモは説明会直後に工事を強行／住民が抗議
3月26日　九州総合通信局交渉、春木が工事を止めて話し合いの継続を要求
3月29日　沼山津裁判、第一九回口頭弁論で奥西証人への反対尋問が行なわれる／五〇人傍聴
4月1日　三潴、ドコモが裁判所決定を盾に工事再開／住民が抗議
4月5日　三潴、住民が福岡地裁久留米支部にドコモの工事差し止め仮処分を申し立て
4月15日　楡木、ドコモが裁判所決定を盾に工事再開／住民が抗議
4月26日　ネットワーク、ドコモ九州本社（福岡市）へ抗議行動／八地区一八人参加
4月26日　春木、子ども二八人が大分地裁にドコモ基地局建設操業差止の仮処分を申し立て
5月8日　三潴裁判、第一回審尋が始まる／裁判所から工事自粛要請が出るがドコモ工事続行
5月9日　春木、住民が申し立てた工事差止め仮処分の審尋が大分地裁で始まる
5月11日　ガウスネット、東京で「電磁波問題国際フォーラム」を開催
5月11日　御領、「電磁波問題国際フォーラム」に参加し、ニール・チェリー博士と会う

5月23日　加藤修一参議院議員が化学物質対策等への「予防原則」適用について質問主意書を提出
6月17日　御領裁判、第一三回口頭弁論でKDDI側の杉原浩二（現場監督）証人の尋問が行なわれる
6月20日　三潴、住民が申し立てた仮処分裁判で、福岡地裁久留米支部が却下の決定
6月21日　三潴、住民が基地局建設工事と操業の禁止を求め福岡地裁久留米支部に提訴
7月1日　九州総合通信局交渉、三潴・楡木の両地区へのドコモの申請を受理していたことが判明
7月1日　楡木、住民がドコモ基地局の建設操業差止を請求し熊本地裁に提訴
7月25日　春木裁判、第五回審尋で小学六年生が堂々の意見陳述／傍聴席の半数は小学生
7月27日　母親大会（北九州市）に原告が参加しビラ配布し発言、採択文書に電磁波問題が入る
8月4日　荻野先生招き電磁波裁判対策会議（熊本市）／五訴訟弁護団・原告団が参加
8月24日　国内初の極低周波の疫学調査中間解析結果「小児白血病に影響」を朝日新聞が掲載
9月6日　沼山津裁判、第二一回口頭弁論でKDDI側の松島証人と国生証人への主尋問
9月6日　三潴裁判、口頭弁論が福岡地裁久留米支部で開始され、原告・代理人が意見陳述
9月26日　楡木裁判、口頭弁論が熊本地裁で始まり、原告・代理人が意見陳述／六〇人傍聴
9月27日　御領裁判、第一四回口頭弁論で荻野晃也・三好基晴両証人の尋問が行なわれた／五〇人傍聴
10月9日　ドイツの医師二〇〇人以上が予防原則支持の「フライブルグ・アピール」発表
10月18日　沼山津裁判、第二二回口頭弁論でKDDI側の松島証人と国生証人への反対尋問
10月26日　ニール・チェリー博士より意見書（一三八頁）がメールで届く
11月12日　総務省、携帯電話の電波による課題学習能力への影響は生じないことを確認と発表
11月25日　郡山でドコモが執行官と県警機動隊など一〇〇名を引き連れ住民を強制排除

■二〇〇三年（平成一五年）

1月16日　楡木裁判、第三回口頭弁論が開かれる／年内に第八回まで開廷
1月24日　三潴裁判、第三回口頭弁論が開かれる／年内に第七回まで開廷
1月28日　文部科学省、「科学技術・学術審議会」が兜研究に「オールC」評価下す
2月7日　御領裁判、第一五回口頭弁論は東京で榎並昭証人への尋問／三〇人傍聴の七割は業界関係者
2月7日　国会請願署名一万九〇七〇筆を国会の紹介議員に届ける／電磁波問題市民研究会と共同
2月8日　子どもを守る文化会議（久留米）、電磁波問題分科会に積極的に参加
2月18日　大分地裁から春木住民の仮処分に却下の決定が出され住民敗訴
2月28日　小澤和秋衆議院議員が国会の予算委員会分科会で携帯基地局問題で質問
3月1日　読売テレビの報道番組『ウエークアップ』で電磁波問題特集を放映
3月4日　櫻井充参議院議員が電磁波問題に関する質問主意書を提出
3月20日　フランス・パリ市が携帯電話基地局からの電波曝露を二V／mに規制
4月　荻野晃也先生が京都大学を退官され、「電磁波環境研究所」を設立
4月　R・サンティニ（フランス）が「基地局周辺住民の調査研究」結果を発表
5月20日　ニール・チェリー博士が急逝（五七歳）
5月30日　京都大学で「電磁波と生体への影響」の研究会開催／九州から四名参加
6月6日　文部科学省が日本初の極低周波の生体影響の疫学調査結果をHP上で公開
6月11日　ニール・チェリー翻訳意見書（荻野晃也監修）が完成／各裁判で裁判所に提出
6月16日　沼山津裁判、第二五回口頭弁論で原告本人尋問が行なわれ、次回結審が告げられる

6月16日　御領裁判、第一七回口頭弁論で原告本人尋問が行なわれ、次回結審が告げられる
6月20日　長妻昭衆議院議員が電磁波の子どもへの影響に関する質問主意書を提出
7月11日　長妻昭衆議院議員が電気毛布等の小児白血病・脳腫瘍発症への影響で質問主意書を提出
7月28日　加藤修一参議院議員が「予防原則」の適用に関する質問主意書を提出
8月9日　福島県郡山市から呼ばれ住民と交流　寺内弁護士とネットワーク事務局長参加
9月　オランダ政府委託のＴＮＯレポートで第三世代の健康影響指摘
9月15日　東京でＷＨＯの専門官も出席し国際シンポジウム／兜真徳氏が日本の疫学研究を発表
9月16日　つくば市で電磁波の健康影響を検討するＷＨＯの専門家会議開く／兜真徳氏も出席
9月24日　九州ネットワーク、待望の高周波測定器「ＥＭＲ―二一」を購入
9月26日　御領裁判、第一八回口頭弁論で、原告・代理人が最終陳述を行なう（結審）
9月26日　沼山津裁判、第二六回口頭弁論で原告・代理人が最終陳述を行なう（結審）
10月10日　総務省、「携帯電話の長期使用が脳腫瘍の発生に及ぼす影響は認められない」と発表
10月18日　荻野晃也先生を招き「ニール・チェリー意見書」勉強会（熊本市）／四弁護団が参加
11月　ナバロ論文（スペイン）「マイクロ波症候群：スペインにおける予備研究」発表
12月12日　総務省「携帯電話の電波が脳微小循環動態に及ぼす影響は認められない」と発表

■二〇〇四年（平成一六年）

1月22日　楡木裁判、第九回口頭弁論が開かれる／年内に第一三回まで開かれる
2月5日　御領、熊本地裁に「公正な判決を要請する署名」を届ける（個人二一二六筆、団体四〇）
3月5日　三潴裁判、第八回口頭弁論で荻野晃也証人への主尋問が行なわれる

4月　ウォルフ論文（イスラエル）「携帯電話基地局周辺でのがんの増加」発表
4月28日　イーガ論文（ドイツ）「がん障害に関する携帯電話放射塔の近くの身体影響」発表
6月1日　九州を中心に二七団体で、九州総合通信局を経由して「総務大臣質問書」を提出
6月1日　原告団は熊本地裁門前で公正な判決を求めるチラシを配布（通算四回配布）
6月4日　フランスの国民議会において「予防原則」が賛成三二八票、反対一〇票の大差で可決
6月24日　三潴裁判、第九回口頭弁論で荻野証人へのドコモの反対尋問が行なわれる
6月25日　京都大学にて「電磁波と生体への影響」の第二回研究会開催／九州から一人参加
6月25日　御領・沼山津裁判、同日に熊本地裁から「棄却」判決が下される／共同記者会見開催
6月26日　御領・沼山津原告代表三人がＫＤＤＩ本社に要望書を届けに上京／厳戒態勢で門前払い
7月1日　御領・沼山津、それぞれ地元で住民報告集会開催し、不当判決として控訴を決める
7月8日　総務大臣から二七団体の代表者宛に質問書への回答が届く／総務省のＨＰにも掲載
8月4日　御領・沼山津、両原告団がそれぞれ控訴
9月6日　九州総合通信局、ＫＤＤＩの御領・沼山津での電波発信を許可
9月　御領・沼山津、ＫＤＤＩが鉄塔へのアンテナ設置工事を開始／住民が抗議行動
10月　沼山津・御領、ＫＤＤＩが基地局の稼働を開始
10月1日　オベルフェルド論文「マイクロ波症候群：スペインにおける研究の進展状況」発表
10月1日　沼山津裁判、控訴審の口頭弁論が福岡高裁で始まる／意見陳述が行なわれる
10月13日　三潴裁判、第一〇回口頭弁論でドコモ側の野島俊雄証人への主尋問が行なわれる
11月2日　カロリンスカ研究所が「携帯電話を一〇年以上で聴神経腫瘍が二倍」と発表
11月5日　ＷＨＯ、「科学的不確実分野における予防方策展開のためのフレームワーク」発表
　　　　三潴裁判、第一一回口頭弁論で、野島俊雄証人への反対尋問が行なわれる

11月7日　基地局裁判の進捗状況を知らせる「九州／中継塔裁判ニュース」創刊号を発行
11月15日　御領裁判、控訴審の口頭弁論が福岡高裁で始まり、原告及び代理人の意見陳述
12月20日　ＥＵが出資した七カ国一二研究グループ共同研究のＲＥＦＬＥＸ最終報告が出る

■二〇〇五年（平成一七年）

1月1日　医師・研究者が欧州議会に対して電磁波への安全基準を求める共同声明を発表
1月11日　英国放射線防護局は携帯電話と健康について、子どもの使用に慎重な報告書を発表
1月13日　楡木裁判、第一四回口頭弁論が開かれる／年内に第一八回まで開廷
1月23日　本堂毅先生（東北大学）を招き、弁護団の勉強会を開催（熊本市）
1月27日　霧島市内のＸ氏地所前のドコモ基地局工事差止の仮処分を鹿児島地裁に申し立て
2月4日　沼山津控訴審、第三回口頭弁論開かれる／年内に第七回まで開廷
2月7日　御領控訴審、第二回口頭弁論開かれる／年内に第六回まで開廷
2月18日　福岡市美和台住民がドコモ基地局の工事差し止め仮処分を福岡地裁に申し立て
2月23日　霧島市Ｘ氏の仮処分申し立てを鹿児島地裁が「却下」の決定
2月25日　別府市荘園（そうえん）住民がドコモ基地局の操業停止を求めて大分地裁に提訴
2月25日　三潴裁判、第一二回口頭弁論で野島証人への二回目の反対尋問をテレビ電話方式で実施
3月1日　フランスでは、国会の圧倒的多数で採択された「予防原則」を含む環境憲章が正式に成立
3月27日　毎日新聞大阪版が「携帯基地局周辺で健康被害」を大きく掲載
4月18日　荘園裁判、住民が訴えた裁判の口頭弁論が大分地裁で始まる
6月　木俣肇論文「携帯電話の放射線がアレルゲンの特異的ＩｇＥ産生を増やす」を発表

6月30日　携帯電話の電磁波強度表示などをアイルランド政府委員会が勧告
7月1日　日本臨床環境医学会総会で「電磁波による健康障害シンポ」（久留米大学）／八人参加
7月7日　京都大学で「電磁波と生体への影響」の第三回研究会開催
7月22日　ドイツの医師グループが携帯基地局からの電磁波被害を自国首相に公開書簡として提出
7月27日　霧島市のX氏、眺望権の侵害、電磁波の問題等を争点にNTTドコモを提訴
8月11日　ニール・チェリー意見書「携帯タワー周辺に及ぼす電磁波の健康影響」の冊子化
8月15日　オーストリアのウィーン医師連合は子どもの過度な携帯電話使用に警告を発表
10月7日　三潴裁判、第一五回口頭弁論が福岡地裁久留米支部で開かれ結審／荻野先生も傍聴
10月26日　霧島裁判、口頭弁論が鹿児島地裁で始まる
12月14日　総務省、電波による脳内でのメラトニン合成への影響は認められないことを確認と発表
12月20日　長崎県大村市住民の条例制定を求める請願が市議会で全会一致採択
12月　WHO、ファクトシート「電磁過敏症」（No.二九六）を発表／電磁波過敏症の存在は認める

■二〇〇六年（平成一八年）

1月12日　読売新聞がWHOの極低周波に関する「環境保健基準」の原案を掲載
1月16日　荘園裁判の第五回口頭弁論が開かれる／年内に第九回まで開廷
1月19日　楡木裁判の第一八回口頭弁論で荻野晃也証人の主尋問が行なわれる／五〇人傍聴
1月20日　霧島裁判の第二回ラウンド法廷が開かれる／年内に第六回まで開廷
2月24日　三潴裁判、福岡地裁久留米支部から「棄却」の判決
3月　厚生労働省補助金による石川報告書に電磁波過敏症患者の症例報告

3月3日　三潴裁判、原告は判決を不服として控訴
3月6日　沼山津控訴審、第八回口頭弁論が開かれる／年内に第一一回まで開廷
3月9日　楡木裁判、第二〇回口頭弁論で荻野証人への反対尋問／四〇人が傍聴
4月9日　福岡市で荻野晃也先生招き講演会「こんなに怖い！電磁波」開催／二〇〇人参加
5月　WHO、ファクトシート「基地局及び無線技術」（№三〇四）を発表
6月12日　御領控訴審、第八回口頭弁論で奥西一夫証人の主尋問／四〇人傍聴
7月3日　三潴裁判、控訴審が福岡高裁で始まり、原告代表、代理人が意見陳述
8月30日　マイニュースジャパンに「ケータイ安全性評価、たった一匹だけで判断」が掲載される
9月4日　御領控訴審、第九回口頭弁論で奥西証人への反対尋問／三〇人傍聴
9月9日　佐賀県有田町で電波塔建設トラブルを未然防止する条例制定を九月議会で採択
10月16日　札幌定山渓のマンション管理組合、ソフトバンクから工事妨害で訴えられる
10月20日　楡木裁判、坂部貢証人への証人尋問が北里記念病院（東京）にて行なわれる
11月7日　読売新聞が環境コーナー「環境ルネサンス」で電磁波特集、以降全五回連載
11月8日　WHO、事務局長選挙があり、香港出身の陳馮富珍氏が当選（任期五年）
11月13日　御領控訴審、第一〇回口頭弁論で津田敏秀証人への主尋問
11月22日　九州ネットワーク代表・託麻の環境を守る会会長の工藤幸盛さん逝去（六五歳）
11月23日　熊本市で中継塔訴訟弁護団交流会を荻野晃也先生も出席し開催／六弁護団から一二名参加
12月3日　熊本市産業文化会館で植田武智氏を招き電磁波問題の講演会開催／五〇人参加

■二〇〇七年（平成一九年）

1月19日　東京都江東区でスカパー巨大アンテナ設置の差し止めを求め、周辺住民が東京地裁に提訴
1月19日　北欧五カ国の症例対照研究で「携帯電話一〇年以上使用で神経膠腫の発症リスク増加」と発表
1月22日　楡木裁判、第二二回口頭弁論で原告本人尋問が行なわれる／次回結審が告げられる
1月22日　総務大臣宛「電磁波過敏症の実態調査と基地局周辺の疫学調査を求める要請書」を提出
1月24日　携帯電話会社三社は「携帯の電磁波、細胞・遺伝子への悪影響なし」実験報告書を発表
1月26日　霧島裁判、第七回ラウンド法廷が開かれる／年内に第一一回まで開廷
1月28日　福岡市で「電磁波問題を考える福岡ネットワーク（仮称）」づくりの相談会／三〇人参加
1月29日　荘園裁判、第一〇回口頭弁論が開かれる／年内に第一五回まで開廷
2月1日　福岡県篠栗（ささぐり）町に画期的な携帯基地局の設置に関する条例できる
2月5日　三潴控訴審、第四回口頭弁論が開かれる／年内に第七回まで開廷
2月21日　総務省、「携帯電話使用と聴神経鞘腫との間に有意な関連性は認められない」と発表
2月22日　楡木裁判、この日が最終弁論となり、原告一名、代理人三名が意見陳述を行なう
3月6日　札幌市真駒内のマンション管理組合、携帯基地局の契約解除を求めソフトバンクを提訴
3月10日　ネットワークで「携帯基地局問題が発生した地域住民へのアンケート調査」実施
3月11日　福岡市で「電磁波問題を考える福岡ネットワーク（仮称）」準備会開催
3月12日　御領控訴審、津田敏秀先生の証人尋問／住民側代理人席に弁護士九名が揃う
3月26日　総務省、「生体電磁環境研究推進委員会最終会合における報告について」発表
4月1日　「第二回弁護団連絡会」（久留米市）開催／荻野晃也先生・弁護士八名と原告が出席
4月25日　経済産業省、磁界規制のあり方を検討する「電力設備電磁界対策ＷＧ」設置
4月27日　総務省、「生体電磁環境研究推進委員会報告書」公表
5月30日　兵庫県川西市住民、健康被害でドコモ基地局の営業停止を求めて調停申し立て

6月1日　経済産業省、磁界規制のあり方を検討する「第一回WGの会合」開催／十二月まで全六回
6月18日　WHO、「小児白血病との関連否定できず」とする超低周波の「環境保健基準」発表
6月18日　WHO、ファクトシート「超低周波電磁界へのばく露」（No.三二二）発表
6月25日　楡木裁判、熊本地裁で「請求を棄却する」という不当判決
6月27日　宮崎県延岡市住民が携帯基地局周辺での体調不良を訴え、調査の要望書を市長に提出
7月5日　紙智子参議院議員が「電磁波対策に関する質問主意書」提出
7月21日　「第三回弁護団連絡会」（久留米市）開催／荻野先生・弁護士一二名と原告が出席
8月20日　電磁波の健康を守る運動組織が東京に集り、「全国連絡会議」を設置／百万人署名を開始
8月24日　延岡市大貫（おおぬき）中区の住民が、九州総合通信局に健康被害を報告し撤去を要請
8月31日　バイオイニシアティブ・レポートが発表された／より厳しい基準を提唱
9月26日　沼山津控訴審、第一五回口頭弁論で奥西一夫証人の主尋問が行なわれる
10月1日　御領、住民組織が二つの町内で住民健康調査を開始（十月～十一月の二カ月）
10月8日　「第四回弁護団連絡会」（大分市）開催／荻野先生、弁護団と原告団から二十四名が出席
10月18日　楡木控訴審、口頭弁論が福岡高裁で開始され、意見陳述が行なわれる
10月19日　霧島裁判、第一〇回口頭弁論で奥西一夫証人の尋問が行なわれる
10月28日　「いのちと環境を守る福岡ネットワーク」発足総会開催／植田武智講演会に一〇〇人
11月2日　延岡市大貫町住民は市長に基地局問題解決の陳情／市長は健康相談の実施を約束
11月7日　霧島裁判、第一一回口頭弁論で荻野晃也証人の主尋問、原告本人尋問が行なわれる
11月29日　延岡市大貫中区公民館で延岡市健康管理課による健康相談が三日間実施される
12月10日　御領、健康調査では三二〇世帯（世帯員合計九〇七人）から調査票集まる
12月14日　延岡市は健康相談結果を公表、六〇人のうち四五人が自覚症状／基地局稼働後を確認

12月17日　川西市住民の公害調停、ドコモが四月までに基地局を撤去することで和解が成立

■二〇〇八年（平成二〇年）

1月5日　「第五回弁護団連絡会」（大分市）を開催／弁護士一二名と原告が出席
1月21日　楡木控訴審、裁判官の申出で福岡市内のドコモ基地局を視察／荻野先生同行
1月23日　沼山津控訴審、第一六回口頭弁論で奥西一夫証人への反対尋問が行なわれる
2月3日　「電磁波の健康影響を考える市民シンポ」開催（福岡市）／四五〇名参加で大盛況
2月6日　霧島裁判、第一二回口頭弁論で荻野証人への反対尋問が行なわれる
2月16日　経産省主催「電磁波の健康影響に関するシンポジウム」開催（福岡市）／課題を変更する
2月28日　佐世保市のソフトバンク基地局建設の同意書に死亡や転居者がいて住民反発（長崎新聞）
4月1日　御領、住民が実施した健康調査の中間報告（集計結果）がまとまる
4月7日　御領控訴審、第一六回口頭弁論が開かれ、原告側からは健康調査の集計結果を提出
4月13日　全国連絡会主催「電磁波の健康影響を考えるシンポジウム」（東京）開催／九州五名参加
4月14日　荘園裁判、第一七回口頭弁論で本堂毅証人の主尋問が行なわれる
5月16日　全国連絡会の「電磁波から健康を守る百万人署名」全国で八万四五〇〇筆分集まる
5月17日　「第六回弁護団連絡会」（熊本市）を開催／荻野先生、弁護士九人と原告が出席
5月19日　ディバン論文「出産前後の携帯電話使用により子どもの行動問題が増加」（英国新聞報道）
5月26日　教育再生懇談会が「小中学生の携帯電話使用制限」などの報告書をまとめ首相に提出
5月30日　札幌定山渓裁判で札幌地裁がマンションの基地局には全居住者の同意必要と住民勝訴判決
5月30日　東急すずかけ台駅変電所建設が周辺住民の反対運動で白紙撤回される

6月2日 荘園裁判の第一八回口頭弁論で本堂毅証人への反対尋問が行なわれる
6月24日 総務省「生体電磁環境に関する検討会」開催を発表／第一回検討会開かれる
7月18日 沼山津控訴審、第一八回弁論で結審となり、原告・代理人の最終陳述が行なわれる
7月25日 文部科学省が小中学校への携帯電話持込原則禁止の通知、都道府県教育委員会へ
7月26日 「第七回弁護団連絡会」（熊本市）／荻野先生、弁護士八人と原告が出席
8月24日 熊本市で「携帯基地局問題交流会」を開催／四県一一地域から二三人参加
9月4日 欧州議会が携帯電磁波の健康影響への懸念を含む「環境衛生行動計画決議」を採択
9月17日 霧島裁判、鹿児島地裁が「請求を棄却」の不当判決／原告は控訴
9月18日 フランス、ナンテール大審裁判所が住民の携帯基地局撤去請求を認める判決
10月5日 「第八回弁護団連絡会」（久留米市）／荻野先生、弁護士八人と原告が出席
10月6日 三潴控訴審、第一二回口頭弁論でドコモ技術者の証人尋問が行なわれる
10月20日 御領、健康調査の分析結果「携帯基地局の三〇〇m以内に体調不良者が多い」がまとまる
10月27日 御領控訴審、第一九回口頭弁論で、健康調査の分析結果を提出する
10月27日 荘園裁判、第二〇回口頭弁論で結審となり、原告と代理人の最終陳述が行なわれる
10月29日 沼山津控訴審、福岡高裁が住民の請求を棄却する不当判決／住民は上告を決める
10月30日 大河原雅子参議院議員が「電磁波による健康影響等に関する質問主意書」を提出
11月4日 経済産業省の外郭団体「電気安全環境研究所」内に「電磁界情報センター」が開所
11月29日 「第九回弁護団連絡会」（久留米市）を開催／弁護士四人と原告が出席

■二〇〇九年（平成二一年）

1月5日　御領で実施した健康調査の分析結果を「九州／中継塔裁判ニュース」第二四号で発表
1月11日　「フランス政府が子供向けの携帯電話広告を禁止」（英国紙報道）
1月13日　フィンランド放射線・核安全局は、子どもの携帯電話使用を制限する勧告を発表
1月22日　長野県木曽町の三岳小学校近くのドコモ基地局が住民運動で電波が停波／三月に撤去予定
1月28日　霧島裁判、控訴審が福岡高裁宮崎支部にて始まる
1月31日　「第一〇回弁護団連絡会」（熊本市）を開催／荻野先生、弁護士五人と原告が出席
2月2日　荘園裁判、大分地裁が住民の請求を棄却する不当判決
2月4日　フランス、ベルサイユ高等裁判所が住民の携帯基地局撤去を請求を認める判決
2月8日　福岡ネット、加藤やすこさんを招き「いのちと環境を守る第二回フォーラム」開催
2月16日　御領控訴審、第二一回口頭弁論で健康調査に対する坂部貢証人への証人尋問
2月16日　フランス、キャルパントラ大審裁判所が住民の携帯基地局撤去請求を認める判決
2月21日　御領・楡木・三潴各地区の体調不良を訴える住民が、北里研究所病院（東京）で集団検診
3月5日　フランス、アンジェ裁判所が小学校近くの携帯基地局撤去を求める住民請求を認める判決
3月20日　「第一一回弁護団連絡会」（久留米市）を開催／荻野先生、弁護士三人と原告が出席
3月27日　沼山津上告審、最高裁から「受理しない」の決定が届く
4月2日　欧州議会は「電磁界にかかわる健康関係に関する報告書」を五五九対二二の大差で採択
4月27日　三潴控訴審、第一四回口頭弁論で結審となり、原告と代理人が最終陳述
5月11日　御領控訴審、第二二回口頭弁論で結審となり、原告と代理人が最終陳述
6月2日　楡木控訴審、第七回口頭弁論で結審となり、原告と代理人が最終陳述
6月5日　荘園裁判、福岡高裁で控訴審が始まり、原告代理人の徳田靖之弁護士が冒頭陳述
7月3日　「第一八回日本臨床環境医学会学術集会」（岡山市）で御領が実施した健康調査結果を発表

7月19日　フランス政府、「子ども向け携帯の販売禁止、学校での携帯使用禁止等」の法律を公示
7月22日　原告団連絡会、福岡高裁門前で公正判決求めるチラシ配布／福岡ネットの応援で四回配布
8月6日　徳田靖之弁護士ら五人が延岡市大貫町の健康被害状況を視察、被害住民と意見交換
8月8日　「第一二回弁護団連絡会」（久留米市）／弁護士七人と原告が出席
8月30日　総選挙で民主党が過半数を獲得し、政権交代を実現
9月1日　福岡裁判所記者クラブにて御領・三潴・楡木の原告団・弁護団が判決に向けて記者レクチャー
9月8日　楡木控訴審、福岡高裁が住民の請求を棄却する不当判決／住民は上告せず確定
9月14日　御領控訴審、福岡高裁が住民の請求を棄却する不当判決
9月14日　三潴控訴審、福岡高裁が住民の請求を棄却する不当判決
9月18日　沖縄県でマンション屋上の携帯アンテナにより医師一家が健康被害（週刊金曜日七六七号）
9月26日　「第一三回弁護団連絡会」（熊本市）／弁護士六人と原告、判決の評価について意見交換
9月28日　御領裁判、原告が最高裁へ上告
9月28日　三潴裁判、原告が最高裁へ上告
9月29日　霧島控訴審、第五回口頭弁論で専門委員同席での弁論が行なわれる
10月3日　九州大学で科学技術社会論（ＳＴＳ）学会シンポ開催／課題に「電磁波の健康影響」
10月31日　「第一四回弁護団連絡会」（久留米市）／弁護士五人と原告が出席
11月19日　御領裁判、弁護団は最高裁への上告理由書を提出
11月19日　三潴裁判、弁護団は最高裁への上告理由書を提出
12月3日　紙智子参議院議員が「電磁波対策に関する質問主意書」を提出
12月4日　チリ、ランカグア高等裁判所が携帯電話鉄塔の撤去を求めた原告を支持する判決
12月12日　ネットワーク、沖縄の新城哲治夫妻を招き、沖縄の健康被害の実態を聞く（熊本市）

12月16日　延岡住民が基地局による健康被害を告発して宮崎地裁延岡支部に提訴
12月25日　荘園控訴審、第五回口頭弁論で結審となり、原告及び代理人が最終陳述を行なう

■二〇一〇年（平成二二年）

2月9日　九州ネットワーク、新政権へ基地局周辺での疫学調査の実施等の要望書を提出
2月15日　九州ネットワーク、上京して佐藤公治副幹事長・高橋千秋政務官に要望書の主旨説明
2月16日　原告団連絡会、最高裁門前でチラシ配布（第一回）／東京スカパー原告の支援受ける
2月26日　沖縄県那覇市マンション屋上の携帯アンテナによる健康被害を大きく報道（琉球新報）
3月3日　延岡大貫裁判、宮崎地裁延岡支部で口頭弁論始まる／原告と代理人が意見陳述
3月9日　原告団連絡会、最高裁門前でチラシ配布（第二回）／東京スカパー原告の支援受ける
3月13日　福岡ネット、「いのちと環境を守る第三回フォーラム」開催（福岡市）
3月23日　御領裁判、最高裁より「棄却及び受理しない」という決定が届く／住民敗訴が確定
3月24日　荘園控訴審、福岡高裁が住民の請求を棄却する不当判決／住民は上告せず確定
3月26日　霧島控訴審、福岡高裁宮崎支部がX氏の請求を棄却する不当判決／X氏が上告
4月13日　三潴裁判、最高裁より「棄却及び受理しない」という決定が届く／住民敗訴が確定
5月17日　インターフォン研究の最終分析結果が発表さる／一〇年以上で脳腫瘍リスク
7月3日　全国の有志二〇名余が東京に集まり「携帯電話基地局問題を知らせる会」が発足
10月14日　霧島裁判、最高裁より「受理しない」という決定届く／住民敗訴が確定
10月19日　中島隆利衆議院議員が「リニア中央幹線計画に関する質問主意書」を提出
10月28日　東京女子医大グループ、一日二〇分以上携帯使用で聴神経腫瘍リスクが増加する論文を発表

11月1日　浜田昌良参議院議員が「電磁波による人体への影響に関する質問主意書」を提出

12月7日　「妊娠中の携帯使用で子どもの行動障害の確率が増加」を英医学専門誌が発表（ＡＦＰ）

12月18日　イタリア、労働裁判所控訴審で、過度の携帯使用で脳腫瘍になったとの訴えを認める判決

編集後記

二〇一一年十一月末、緑風出版社長の高須次郎氏が熊本に立ち寄られ、熊本駅の喫茶店で九州の携帯基地局裁判全体の記録書出版を熱心に勧められた。裁判が次々に敗訴して一年が経過した頃だった。御領裁判の板井優弁護士、三角恒弁護士、三潴裁判の馬奈木昭雄弁護士に相談したところ、「ぜひ出すべきだ」と積極的な賛同が寄せられた。九州の裁判全体の記録となると自信がなかったが、この機会を逃せば記録の出版はできないと覚悟を決めた。

取りあえず有志で企画書を作成し、十二月末に各弁護団に企画への賛同のお願いの文書を発送した。年が明けた二〇一二年一月中には、全弁護団から賛同を得ることができた。この中で、延岡大貫裁判については現在審理中であることから、二〇〇九年十二月の提訴段階までを書くことで延岡訴訟原告団・弁護団の了解を得た。

この記録では、原告団連絡会が第一部「裁判の契機と背景、その経緯」を担当したが、各原告団との相談の中で、五月に熊本の三つの原告団で編集委員会を設置し、その委員会でまとめることになった。なお、入手資料等の関係で各訴訟の経緯等に粗密が生じた。

『九州／中継塔裁判ニュース』を発行した二〇〇四年以降の記録は把握できたが、それ以前については、資料が散逸したものが多く、判明したもののみの記録となった。また、裁判の証人を引受けて下さった諸先生の証言の主要な部分の抜粋を掲載したいと考えたが、編集委員会の能力が伴わず断念せざるを得なかった。

この出版に当たっては、当初、弁護団連絡会との共同出版を考えていたが、弁護団連絡会の事務局を担当された高峰真弁護士と相談し、最終的には、当編集委員会がこの記録出版の主体を引受けることとなった。全体の構成の中で弁護団側の意向のとりまとめでは、高峰弁護士にご協力を頂き、そのご苦労に感謝する。

私たちの原稿執筆が予定より大幅に遅れ、延岡裁判の地裁判決日を迎えてしまった。判決は健康被害を認めながら、これを「思い込み」等という理由で因果関係を認めず棄却とする許し難い不当判決だった。いま原告が控訴中であるが、この判決内容については第二部の延岡大貫訴訟の所に加筆して頂き、また、「あとがき」で德田靖之弁護士にふれて頂いた。

最後に、この記録作成に協力を頂いた荻野晃也先生をはじめ、各弁護団の執筆の方々、各原告団の資料提供に心から感謝する。また、この記録づくりを勧め、本の仕上がりまでお骨折りを頂いた緑風出版社長の高須次郎様には、心からお礼を申し上げる。

九州中継塔裁判の記録編集委員会
代表　中原節子（御領）
事務局　宮嵜　周（御領）
委員　尾山幸太郎（沼山津）
委員　中尾孝幸（御領）
委員　堀田志郎（楡木）

わった。また、現在、日本弁護士連合会公害環境委員会委員としても電磁波問題に取り組んでいる。電磁波問題以外でも、「よみがえれ！有明訴訟」や「ノーモア·ミナマタ訴訟」など、公害訴訟の弁護団に所属し活動している。

徳田　靖之（とくだ　やすゆき）

1969 年弁護士登録。

薬害スモン事件、「みどり荘事件」（1 審無期懲役判決が出されていたところ、控訴審で無罪となった事件で、当番弁護士制度発足のきっかけになった事件）、エイズ予防法反対運動、東京 HIV 訴訟弁護団、ハンセン病国賠訴訟西日本弁護団共同代表、飯塚事件再審弁護団共同代表、薬害肝炎九州弁護団、春木携帯基地局撤去仮処分事件弁護団、別府荘園携帯基地局撤去訴訟弁護団、延岡大貫携帯基地局撤去訴訟弁護団。

原　啓章（はら　けいしょう）

1963 年熊本県生まれ、1994 年裁判官任官 主に民事事件、少年事件に携わる。
2002 年弁護士登録、川辺川利水訴訟、西日本石炭じん肺訴訟、ノーモア·ミナマタ国家賠償等訴訟などに携わる。
2003 年原法律事務所開設
2012 年弁護士法人観音坂法律事務所開設 現在に至る。

馬奈木　昭雄（まなぎ　あきお）

九州大学法学部卒業。1969 年弁護士登録（司法修習 21 期）
水俣病訴訟弁護団副団長。九州予防接種弁護団長筑豊じん肺訴訟弁護団長。「よみがえれ！有明」訴訟弁護団長。電磁波問題については、九州中継塔裁判·三潴訴訟（携帯電話基地局操業禁止等請求事件）弁護団長。
地域の問題と国の責任追及を中心に、被害者救済の取り組みに数多く携わる。
元久留米大学法科大学院教授

三角　恒（みすみ　こう）

弁護士。熊本県弁護士会所属。熊本市御領地区携帯電話中継塔裁判（電磁波）に住民側代理人として関わった。また、原爆症熊本訴訟、水俣病 3 次訴訟、川辺川利水訴訟などの弁護団に所属し、現在、再審請求をした松橋事件の主任弁護人を務める。日弁連水俣病対策プロジェクトチームの地元の責任者として活動をしている。

〈著者略歴〉五十音順

荻野　晃也（おぎの　こうや）

1940年富山県生まれ。元京都大学工学部講師。理学博士。原子核物理、原子核工学、放射線計測学などが専門。原子力、核問題、環境問題などにも物理学者としてかかわり、伊方原発訴訟では住民の特別補佐人となり、また、各地の携帯電話基地局訴訟等では住民側証人として証言し、住民・市民側に立つ科学者として活躍。現在は「電磁波環境研究所」を主宰。主な著書に『ガンと電磁波』(技術と人間)、『健康を脅かす電磁波』（緑風出版）他多数。

亀井　正照（かめい　まさてる）

大分県弁護士会所属。東京HIV訴訟原告弁護団、別府荘園基地局撤去訴訟弁護団、延岡大貫基地局撤去訴訟弁護団など。

執筆、著書は、「HIV訴訟の概要と争点」（法学セミナー1995年1月号、日本評論社）、「薬害エイズ裁判史」（東京HIV訴訟弁護団編、日本評論社）共著、「武士道精神と弁護士」（「自由と正義」2008年2月号、日本弁護士連合会）、「『聖嶽』事件　報道被害と考古学論争」（「聖嶽」名誉毀損訴訟弁護団編、雄山閣）共著など。

三藤　省三（さんとう　しょうぞう）

1975年九州大学法学部卒業後、富士銀行（現みずほ銀行）勤務

1979年司法修習生（第33期）、1981年弁護士登録（熊本県弁護士会）

1982年より水俣病訴訟弁護団員（第2次訴訟控訴審、第3次訴訟）、1997年沼山津中継塔裁判住民代理人、2007年より1期、熊本県弁護士会会長を務める。

白鳥　努（しらとり　つとむ）

1954年福岡県生まれ。慶應義塾大学法学部法律学科卒業。1994年、司法試験合格。

1997年、最高裁判所司法研修所修了し、第一東京弁護士会登録。

2002年より鹿児島県弁護士会に登録。弁護士業務に従事する傍ら、2009年より鹿児島大学大学院司法政策研究科教授として教鞭も執る。

現在、「原発なくそう！九州川内訴訟」弁護団事務局長を務める。

高峰　真(たかみね まこと)

九州大学法学部卒業。2004年弁護士登録。久留米第一法律事務所所属。久留米市三済町のNTTドコモ中継基地局差止訴訟に住民例代理人として関

〈編集委員会メンバー及びコラム執筆者〉五十音順

小畑光朗	荘園訴訟原告　別府市荘園６組原告代表
尾山幸太郎	秋津校区１町内九州セルラー鉄塔反対期成会事務局長
川勝聖一	三潴訴訟原告　ドコモ三潴基地局移転要望の会
中原節子	御領訴訟原告団代表　託麻の環境を守る会会長　中継塔問題を考える九州ネットワーク代表世話人
中尾孝幸	御領訴訟原告　託麻の環境を守る会
福田晴香	元春木訴訟原告団代表
藤原万里	春木の住環境と子供の未来を守る会事務局
堀田志郎	楡木訴訟原告　携帯電話楡木中継鉄塔建設に反対する会
三浦さよ子	秋津校区１町内九州セルラー鉄塔反対期成会
宮嵜　周	御領訴訟原告　中継塔問題を考える九州ネットワーク事務局長

隠《かく》された携帯《けいたい》基地《きち》局公害《きょくこうがい》
——九州携帯電話中継塔裁判の記録

2013年6月30日　初版第1刷発行　　定価2200円＋税

編著者　九州中継塔裁判の記録編集委員会 ©
発行者　高須次郎
発行所　緑風出版
〒113-0033　東京都文京区本郷2-17-5　ツイン壱岐坂
［電話］03-3812-9420　［FAX］03-3812-7262［郵便振替］00100-9-30776
［E-mail］info@ryokufu.com［URL］http://www.ryokufu.com/

装　幀　斎藤あかね
制　作　R 企 画　　印　刷　シナノ・巣鴨美術印刷
製　本　シナノ　　用　紙　大宝紙業・シナノ　　E1200

Printed in Japan　　ISBN978-4-8461-1314-8　C0036

プロブレムQ&A
危ないオール電化住宅［増補改訂版］
［健康影響と環境性を考える］
加藤やすこ著

A5変並製
一五二頁
1500円

オール電化住宅は本当に快適で、環境にもやさしく、経済的なのか？　本書は、各機器を具体的に調査し、健康被害の実態を明らかにすると共に、危険性と対処法を伝授する。地デジ問題、原発関連など、最新情報を加えた増補改訂版！

プロブレムQ&A
ユビキタス社会と電磁波
［地デジ・ケータイ・無線LANのリスク］
加藤やすこ著

A5判変並製
一九六頁
1800円

地上デジタル放送開始で、何が変わるのか？　ユビキタス社会とはどんな社会か？　機器・施設ごとの問題点を分析、海外の情報や疫学調査も取り上げ、電磁波が我々の健康に及ぼす影響を検証する。近未来社会を考えるための読本。

電磁波過敏症
大久保貞利著

四六判並製
二一六頁
1700円

世界で最も権威のある電磁波過敏症治療施設、米国のダラス環境医学センターを訪問し、過敏症患者に接した体験をもとに、電磁波過敏症について、やさしく、丁寧に解説。誰もがかかる可能性のある過敏症を知る上で、貴重な本だ。

誰でもわかる電磁波問題
大久保貞利著

四六判並製
二四〇頁
1900円

政府や電力会社などがいくら安全と言っても、発がんや脳腫瘍など電磁波の危険性が社会問題化している。本書は、電磁波問題のABCから携帯タワー・高圧送電線反対の各地の住民運動、脳腫瘍から電磁波過敏症まで、易しく解説。

暮らしの中の電磁波測定
電磁波問題市民研究会編

四六判並製
二二四頁
1600円

デジタル家電、IH調理器、電子レンジ、携帯電話、地デジ、パソコン……そして林立する電波塔。私たちが日々浴びている、日常生活の中の様々な機器の電磁波を最新の測定器で実際に測定し、その影響と対策を検討する。

告発・電磁波公害

松本健造著

四六判並製
二九六頁
1900円

欧米では電磁波問題の報道も多く、規制が強化されているが、日本では問題を指摘する報道は極少なく、政府の規制はおざなりで、野放し状態。本書は、電磁波問題を追い続けた記者が、誰も書かなかった真実を告発する渾身のルポ。

健康を脅かす電磁波

荻野晃也著

四六判並製
二七六頁
1800円

電磁波による影響には、白血病・脳腫瘍・乳ガン・肺ガン・アルツハイマー病が報告されています。にもかかわらず日本ほど電磁波が問題視されていない国はありません。本書は、健康を脅かす電磁波問題を、その第一人者がやさしく解説。

電力線電磁場被曝

隠蔽する電力会社と政府

ポール・ブローダー著／荻野晃也監訳

四六判上製
三五六頁
2400円

電力線の電磁場によるガンなどの多発が欧米で大問題になり、これを根拠がないとして抑え込もうとする電力会社・政府と市民の攻防が広がっている。本書は、米国の著名な科学ジャーナリストが、電力線電磁場被曝を告発した名著。

プロブレムQ&Aシリーズ

危ない携帯電話［増補改訂版］

［それでもあなたは使うの？］

荻野晃也著

A5判変並製
二三二頁
1900円

携帯電話が爆発的に普及している。しかし、携帯電話の高周波の電磁場は電子レンジに頭を突っ込んでいるほど強いもので、脳腫瘍の危険が極めて高い。本書は、政府や電話会社が否定し続けている携帯電話と電波塔の危険を解説。

デジタル公害

ケータイ・ネットの環境破壊

懸樋哲夫著

四六判並製
二〇〇頁
1700円

世の中が「デジタル」化している。テレビや携帯電話、ICタグ……。こういった社会は電磁波の氾濫に加え、情報が管理されやすく、膨大な廃棄物が発生する。デジタル化の問題点を捉え、本当に必要なものは何かを問う。